JN447307

# 제로 스트레스 다이어트

## ZERO STRESS DIET

**Zéro contrainte pour maigrir :**
**Surtout, ne faites pas de régime ! by Dr. Jimmy Mohamed**

Copyright © Editions Flammarion, Paris, 2023
All rights reserved.

Korean translation copyright © Panmun Education Co., Ltd., 2024
This translation published under license with Editions Flammarion through AMO Agency, Korea

이 책의 한국어판 저작권은 AMO Agency를 통한
저작권자와의 독점계약으로 ㈜범문에듀케이션에 있습니다.
저작권법에 의해 한국 내에서 보호를 받는 저작물이므로 무단전재와 복제를 금합니다.

스트레스 없이도 체중을 줄이는 과학적인 39가지 방법

# 제로 스트레스 다이어트

지미 모하메드 지음 | 김수진 옮김

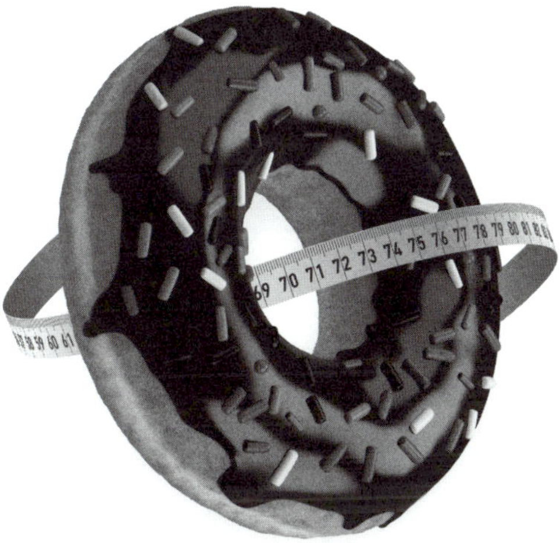


ZERO STRESS DIET

DR. JIMMY MOHAMED

아침사과

# 이제 다이어트는 그만!

## 체중 감량은 쉽다!
## 원래 체중으로 돌아가기는 더 쉽다!!

몸무게를 줄이기는 쉽다. 그것도 아주 쉽다. 어떤 다이어트를 시도하든, 누가 됐든 몇 주 만에 몇 킬로그램쯤은 너끈히 뺄 수 있다. 진짜 어려운 일은 감량한 체중이 도로 원래의 체중으로 돌아가지 않도록 하는 것이다. 그러나 솔직히 이것은 거의 미션 임파서블, 즉 완수 불가능한 임무가 아닌가? 게다가 체중 감량 속도가 빠를수록 원상회복 속도는 또 얼마나 빠르던가!

다이어트에는 많은 제약이 따른다 — 다이어트는 원래 그런 법이다. 다이어트에 돌입할 때 우리는 먼저 먹는 양을 줄이고, 더 나아가 식습관을 급격히 바꾼다. 그러면 몇몇 습관을 바꾸는 데는 성공한다. 가끔 습관을 아주 많이 바꾸는 사람도 있다. 하지만 식습관 전체를 다 바꾸는 일은 결코 없다. 수년, 수십 년에 걸쳐 '나쁜' 식습관이 몸에 배어 있는 상황에서 하루아침에 전부 다 갈아엎기란 불가능하다. 따라서 극히 드문 경우를 제외하면, 시간 차이만 있을 뿐 언제건 결국에는 예전의 습관으로 되돌아가게 된다. 그렇기에 장기적 관점에서 효과적인 다이어트란 없다.

## 왜 다이어트를 하면 살이 찔까?

아이러니하게도 어떤 다이어트건 다이어트 후에는 살이 찐다. 대체 왜 그럴까? 이유는 간단하다. 다이어트를 한다며 몸에 급격한 변화를 강요하여 몸이 그에 맞는 모드로 반응하기 때문이다. 대표적인 예로 열량 제한이 그렇다. 갑자기 시작된 열량 제한으로 우리 몸은 스트레스를 받게 되어 영양분과 열량을 최대한 저장하는 방향으로 반응한다. 이 과정은 다이어트를 진행하는 도중에 시작된다. 실제로 우리 몸은 우리가 굶었다는 사실을 기억해내면서 영양분과 열량을 비축하는 방법으로 생존 모드를 가동하기 시작한다.

간단한 예를 들어보자. 매일 저녁 수프만 먹으면서 15일 동안 하루 500kcal씩 열량 공급을 줄인다면, 총 7,500kcal(15일×500kcal=7,500kcal)를 줄이는 셈이 되는데, 이는 지방 1kg에 해당하는 양이다. 이 계산대로라면 우리는 15일, 즉 2주마다 1kg씩 체중이 줄어야 한다. 그리고 20주, 즉 약 5개월간 이 다이어트를 지속한 뒤에는 10kg의 지방이 녹아야 한다.

그러나 결과는? 아쉽게도 실제 감량되는 체중은 최대 4~5kg에 불과하다. 왜 그런 걸까? 우리 몸이 음식을 섭취하지 못하게 된 상황에 적응하면서 에너지를 아끼기 시작했기 때문이다. 섭취량은 분명 500kcal만큼 줄이지만, 그에 따라 우리 몸의 신진대사가 느려지면서 에너지 소모량은 300kcal만 줄어든다. 그 결과, 매일 저녁 수프만 먹는 고통을 감수하면서도 결국에는 실망스러운 성적표만 받아들게 된다.

체중계 숫자가 생각만큼 빨리 줄어들지 않는 것에 지친 우리는 결국 다시 '정상적으로' 음식을 섭취하게 된다. 일단 다시 '정상식'으로 돌아가고 나면, 다시 말해 다이어트 이전의 식습관으로 돌아가면, 우리 몸은 먼저 선수를 쳐버린다. 즉 우리가 다시 다이어트를 결심할 것에 대비하여 훨씬 많은 양을 비축해두는 것이다. 결국 몸무게는 줄어든 것보다 더 많이 늘어나버린다. 이것이 바로 그 유명한 '요요 현상'이다.

문제는 우리 뇌가 때때로 장난을 친다는 데 있다. 즉 다이어트에 실패했다는 박탈의 고통을 지워버리기 위해 몸무게가 줄어들었던 행복한 기억만을 간직하게 만들어 다시 다이어트를 할 결심을 하도록 이끄는 것이다.

"좋아, 그래도 5kg은 뺐잖아! 뭐, 그러고서 망하긴 했지만! 그래도 이번에는 느낌이 좋아. 효과 빵빵한 새 다이어트법을 발견했거든!”

이렇게 해서 우리는 다시 새로운 다이어트에 돌입하게 된다. 그리고는 다시 살이 찐다. 다이어트에 열심인 사람들은 다이어트를 거듭하고, 해를 거듭할수록 체중이 늘어만 간다. 이 같은 악순환은 그 함정에 빠진 사람들에게 불안감과 우울감을 유발하는 주요 원인이 된다. 게다가 이런 스트레스는 다시 군것질을 불러온다! 이렇게 되면 지옥과 같은 악순환의 고리가 다시 이어진다.

이런 모든 이유로 아무리 다이어트를 해도 아무런 소용이 없게 된다. 그러니 이제 주변에서 들려오는 속성 감량을 보장하는 제안들은 모두 멀리하자. 체중이 줄어드는 것이 아니라, 건강이 상하고 환상이 깨지는 결과만 얻게 될 테니 말이다.

## 과체중, 공공보건이 안고 있는 숙제

체중을 감량하고자 할 때 식습관을 바꾸는 것만이 능사가 아니다. 무엇을 먹느냐만 중요한 것이 아니라 섭취하는 음료, 수면의 질, 신체활동, 스트레스 수준, 직업, 다이어트의 러닝메이트 역할을 하는 사람들도 다 중요하다. 그래서 우리 의사들은 다이어트 ‘식단’이 아니라 ‘식습관 개선’에 대해 이야기하고, 더 나아가 ‘생활방식의 개선’에 대해서도 이야기한다. 이는 근본적인 지적이다.

다른 것은 배제하고 식단만으로 작동하는 다이어트는 없기 때문이다.

전문 영양사는 체중 감량 과정이 원활하게 진행되도록 도와주는 전문가이다. 헬스장을 다닐 때, 개인 트레이너의 지도를 받으면 동기부여가 잘 되는 것과 비슷한 이치이다. 감량하는 내내 체중 변화를 확인하면서 성적을 매기는 트레이너 역할을 다이어트 과정에서는 영양사가 하는 것이다. 우리는 어른이지만 마음속으로는 여전히 우리를 지켜봐주고 따르는 사람에게 실망을 안기고 싶지 않은 어린아이와 같기에 필요한 역할이다.

좋은 영양사는 환자의 식단뿐만 아니라 신체활동, 수면, 스트레스 등도 면밀하게 살핀다. 그러면 환자는 이를 바탕으로 설계된 맞춤형 프로그램에 의욕적으로 임한다. 환자는 관리 과정에서 비용을 많이 지불할수록 영양사의 관리를 더 열심히 따르기 마련인데, 안타깝게도 세상 모든 사람이 이처럼 장기적으로 관리받을 수 있는 경제력이 있는 것은 아니다. 하지만 과체중은 이제 국가 차원의 중대한 문제로 대두된 만큼, 영양사의 관리를 받는 비용을 사회보장제도로 충당해야 한다.

모든 관련 연구에 따르면, 예방은 처음에는 돈이 좀 들지만, 그런 다음에는 막대한 비용을 절감해주는 것으로 밝혀졌다. 예방 정책의 문제점은 분야를 막론하고 똑같다. 효과가 매우 장기적으로 나타난다는 것이다. 영양 섭취 문제의 경우, 10~11세 아동에게 올바른 식습관을 교육하면 아이가 성인이 되어 40세, 50세, 60세,

더 나아가 70세가 되면 그제야 열매를 맺는다. 반면 공공보건 정책은 대개 정권을 잡은 측에서 한 번 내지는 최대 두 번의 임기 내에서 단기적으로 수립된다.

실정이 이러하므로, 우리는 한편으로는 국가 전략이 바뀌길 기대하면서, 제일 먼저 올바른 결단을 내려야 한다. 즉 다이어트를 멈춰야 한다! 그리고 이제 다이어트 대신 생활방식을 변화시켜야 한다. 그럼으로써 다이어트의 궁극적인 목적인 건강한 삶을 내 것으로 만들어야 한다. 그러기 위해 지금 당장 해야 할 일은 이 방향으로 이끄는 조언에 귀를 기울이는 것이다!

Dr. 지미 모하메드

# CONTENTS


들어가는 글 이제 다이어트는 그만! 5

01 필요한 것은 인내심 15

02 … 그리고 자신에게 친절할 것! 20

03 당신의 인생을 프로그래밍하라 24

04 새로운 루틴을 만들라 30

05 마시자, 물! 34

06 '이판사판?' 38

07 체중계의 압박에서 벗어나라 44

08 칼로리 계산은 이제 그만! 50

09 하루에 사과 하나씩 55

10 아침 식사는 필수가 아니다 60

11 허기만 느끼게 하는 음식, 패스트푸드 68

12 파스타 알 덴테 오 니엔테!
(알 덴테로 익힌 파스타 아니면 먹지 말라!) 73

13 과일과 채소는 얼마든지 77

14 디톡스 식단은 금물! 81

15 건강보조식품 87

16 최고 강적, 당 92

17 초가공 식품과의 전쟁 99

18 5G보다 더 빠른 섬유질 103

19 스트레스 살에서 벗어나라! 110

20 끼니마다 프렌치드레싱을 곁들인 샐러드 먹기 118

21 쑥쑥 살을 빼려면 쿨쿨 잘 자야 하는 법 122

22 우리는 일심동체: 커플 다이어트 128

23 마실 것이냐, 살을 뺄 것이냐, 선택은 하나 131

24 체중 감량에는 운동이 답이 아니다 136

25 간헐적 단식 144

26 팬트리를 비워라 150

27 완벽한 한 끼 155

28 화면을 보면서 먹는 것은 절대 금물! 160

29 강낭콩의 명예 회복! 164

30 굶는 다이어트는 이제 그만! 167

31 수프는 괜찮아도 스무디는 안돼 172

32 꼭 지켜야 할 약속 두 가지, 점심과 저녁 175

33 빠진 살 다시 찌지 않기 180

34 마이크로바이옴 파워 185

35 담배를 줄이면 체중은 늘기 마련? 199

36 체중 증가와 치료 204

37 샌드위치는 금물 210

38 당신은 쓰레기통이 아니다! 216

39 햄버거? 얼마든지 먹어도 좋다. 단, 홈메이드일 것! 219

마치는 글 다이어트의 패러다임을 바꿔라!
단순 체중 감량이 아닌 건강한 삶의 방식으로의 변화 225

참고문헌 229

01

# 필요한 것은 인내심

## 습관을 바꾸는 데는 시간이 걸리는 법!

다이어트를 하면서 빠른 결과를 보고 싶은 마음은 인지상정이라 누구도 뭐라 할 수 없다. 다만 스스로 현실을 직시하고 자기 자신에게 너그러울 필요가 있다. 현실적이어야 하는 이유는 명료하다. 식습관을 단 며칠 또는 몇 주 만에 바꿀 수 있다는 생각은 착각이기 때문이다. 사실 식습관을 180도 바꾸거나, 일평생 굳어버린 '나쁜 습관'을 통째로 바꾸기란 거의 불가능하다.

습관 하나를 바꾸는 데 얼마나 걸릴 것 같은가? 통념상으로는 21일쯤 걸린다고 하지만, 과학적 연구 결과에 따르면 이보다 훨씬 더 오래 걸리는 것으로 밝혀졌다. 12주 동안 96명의 실험 참가자들에게 매일 같은 시간에 과일을 먹거나 조깅을 하는 등 새로운 행동을 하게 한 뒤 측정한 결과, 습관을 바꾸는 데 걸린 시간은 사람에 따라 적게는 18일에서 많게는 254일까지 다양했다. 평균적으로는 66일이 필요했다.[1] 그러니까 새로운 행동이 자리 잡으려면 21일이 아니라 평균 두 달 이상이 걸린다는 뜻이다! 그것도 딱 한 가지 습관을 바꾸는 데 말이다. 지금부터 마음먹고 살을 빼려면 적어도 10가지 습관은 바꿔야 하는데 난감한 일이 아닐 수 없다.

## 급격한 변화는 NO!<br>살살, 현실적으로

무엇이건 영양 섭취에 급격한 변화를 주면 필패로 이어진다. 물론, 상대적으로 쉽게 바꿀 수 있는 습관도 있다. 예를 들어 이제부터 하루에 사과 한 개씩을 먹으라고 하면 그 정도 압박감은 감당할 만하다고 느껴진다. 하지만 키토제닉 식단처럼 당분을 일체 다 끊으라고 하면 금세 무릎을 꿇게 된다. 따라서 식단 교정 과정에서는 반드시 자기 자신에게 정직해야 한다.

그렇다면 어떻게 실천해야 할까? 우선, 자신의 습관 가운데 몸매와 특히 건강에 해로워 보이는 것들의 목록을 적어본다. 그런 다음, 그런 습관들을 고치면 좋은 이유를 모아본다. 마지막으로, 이것이 가장 중요한 단계인데, 기존 습관을 대체할 행동을 찾아본다.

나중에 자세히 다루겠지만, 예를 들어 간식 먹는 습관이 있다면 다이어트를 한답시고 갑자기 간식을 끊지 말라. 대신, 초콜릿빵 말고 다른 음식을 먹어라. 그러고 나서 식후 몇 시간 뒤 공복감이 드는 이유가 무엇인지 파악해보라.

## 균형을 잡아라

체중 조절은 이벤트성의 계획이 아니라 깨달음을 통한 생활방식의 변화 안에 녹아들어야 한다. 그렇다고 아침 6시에 일어나 요가를 한 뒤 블루베리 스무디를 만들어 먹으라는 말은 아니다. 다만, 음식 섭취가 우리의 생활방식을 이루는 일부라는 사실은 인정해야 한다. 우리는 거위 간을 생산해내기 위해 사료를 억지로 먹는 거위가 아니다. 오로지 생존을 위해 먹는 것도, 즐거움만을 위해 먹는 것도 아니다. 그 사이 어딘가에서 균형을 잡아야 한다.

나는 바로 이 균형점을 찾기까지 꽤나 오랜 시간이 걸렸다. 불과 얼마 전까지만 해도 식사는 영양을 공급하거나 쾌락을 제공하는 기능을 하는 것으로만 생각했다. 배고프면 먹었다. 그렇게 해서 하루를 생활할 에너지를 얻었고, 기름지고 달고 짠 음식을 맛보며 즐거움을 느꼈다. 가령 밤늦게 퇴근하는 날엔 먹는 즐거움으로 보상했다. 맛있는 햄버거에 감자튀김과 시원한 탄산수를 먹는 낙으로 고단함을 잊었다.

나는 의사이면서도 나의 식습관이 나의 건강에 전반적으로 미치는 영향을 과소평가했다. 그래도 현재 특별히 아픈 데는 없다. 그렇다면 조심해야 할 이유는 뭘까, 왜 조심해야 할까? 그 이유는 명쾌하다. 음식이야말로 최고의 명약이 될 수 있기 때문이다.

## 새로운 생활 습관

그래서 나는 생활방식을 바꾸기로 결심했다. 먼저 군것질을 끊고, 탄산음료와 패스트푸드를 끊었다.… 하지만 몇 달이 지나도록 단 1kg도 줄지 않았다. 왜 그랬을까? 그 이유는 바로 내 삶의 낙이 햄버거를 먹는 것이었기 때문이다. 그래서 더는 정크푸드를 먹지 못한다는 상실감을 오래 버텨낼 수 없었고, 결국 이런 욕구불만을 보상하기라도 하듯 아무거나 닥치는 대로 집어삼켰기 때문이다.

이런 경험에서 얻은 교훈이 있다. 인생에는 속박도 많지만, 즐거움이 차지하는 부분도 상당히 크다는 사실을 깨닫게 된 것이다. 내 자신이 햄버거나 피자, 초콜릿 무스, 맛있는 치즈케이크를 참기 어려울 만큼 좋아한다는 것도 새삼 알게 되었고, 동시에 이런 즐거움은 내 몸이 최적으로 기능하는 데 방해가 된다는 사실도 인식하게 되었다.

날씬해지기 위한 해법은 결코 삶의 낙을 없애는 것이 아니다. 먹는 즐거움을 적절하게 누리며, 극단적인 욕구불만에 시달리지 않고서도 살을 빼는 것은 가능한 일이다. 실제로 나는 이런 깨달음을 얻은 뒤 큰 노력 없이도 10kg 감량에 성공했고, 지금까지 체중을 유지하고 있다.

## 압박감 제로 다이어트 tip

자신의 식습관이 나쁘다는 것을 깨닫고
그럴 때마다 대체할 행동을 찾도록 하라.
간식을 먹는다면 시판 과자보다는 **사과**를,
저녁이라면 감자칩보다는 **다크초콜릿 한 조각**을 먹어라!

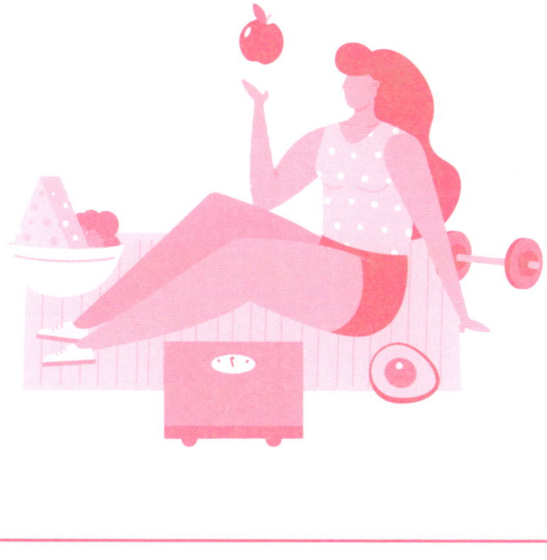

02

# …그리고 자신에게 친절할 것!

## 관대하라

살을 빼려 할 때 아주 흔히 저지르는 또 하나의 실수는 식이요법과 운동을 동시에 하려고 덤비는 것이다. 칼로리 공급을 줄이는 식단으로 배를 곯으면서 동시에 러닝을 하거나 근력운동을 하면, 고통스러워질 뿐만 아니라 심한 경우 부상을 입을 수도 있다. 운동만으로는 살이 빠지지 않는다. 살 빼겠다고 운동에만 올인하는 것은 다이어터들이 저지르는 흔한 실수이다. 이 내용은 뒤에서 따로 다루겠다.

삶, 특히 여성들의 삶은 '무릇 여성의 몸은 이래야 한다'는 식의 편견과 금기가 작동된 지속적인 명령으로 점철되어 있다. 각종 여성잡지와 SNS에는 온통 '완벽한' 몸매의 젊은 여성들로 가득하다. 우리는 이런 모습을 보면서 '정상적인' 여성은 어떠해야 한다는 가짜 이미지를 지니게 된다.

하지만 여성의 삶은 수많은 호르몬의 변화를 겪으며 교란되기 마련이다. 피임이나 임신, 분만, 완경을 겪을 뿐만 아니라, 개인적으로나 직장에서 일어나는 돌발적인 상황, 질병, 자녀, 스트레스, 그리고 이에 동반되는 모든 것이 여성들의 호르몬 분비와 삶에 영향을 미친다. 그러므로 결혼식 때 입었던 웨딩드레스를 다시 입겠다거나 스무 살 때 몸무게로 돌아가겠다는 목표는 세우지 말라! 이런 목표는 지난 시절에 대한 향수와 상징으로만 가치가 있을 뿐이다.

정상급 운동선수들을 한번 보자. 이들은 모두 35세 무렵에 은퇴한다. 그쯤 되면 몸 상태가 스무 살 때와는 다르기 때문이다. 몸이 늙는 탓이다. 실력은 예전만 못하고, 회복은 더디며, 부상은 잦아지고, 체중은 균형을 유지하기가 더 어려워진다. 이것은 엄연한 현실이므로 받아들여야 한다. 일반 여성들도 마찬가지이다.

이에 비해, 남성들은 체중 감량에 있어서는 여성들보다 엄격하지 않거나 현실적이다. 그동안 의사로 일하면서 확인한바, 남성들은 비교적 제한이 덜하고 그래서 달성할 가능성이 큰 목표를 설정하는 경향이 있다.

## 현실적인 목표를 세워라

실망이나 좌절을 겪지 않으려면 어떤 목표를 설정해야 할까? 합리적인 목표가 되려면 자신의 체중뿐만 아니라 압박감, 활동, 병력, 라이프 스타일에 잘 맞아야 한다. 예를 들어 달리기와 담을 쌓고 지낸 사람이라면, 6개월 후에 마라톤을 뛴다는 기대는 하지 말아야 한다. 목표를 세울 때는 이렇듯 자신에게 관대하면서 동시에 현실적이어야 한다.

이상적인 감량 체중은 6개월 동안 자기 체중의 5%를 줄이는 것이다. 5%는 너무 적다고 여겨질 수 있다. 몸무게가 80kg이면 6개월 만에 4kg밖에 빠지지 않을 테니 말이다. 하지만 장기적으로 유지할 수 있는 유일한 방법은 이것뿐이다. 이 조언을 따르면, 아무런 통증이나 고통, 좌절 없이 4kg을 뺄 수 있고, 이 길로 계속 밀고 나가면 점진적으로 체중을 줄여갈 수 있다.

여기서 명심해야 할 사실이 있다. 일반적으로 우리는 부지불식간에 매년 1~2kg씩 체중이 는다는 사실이다. 따라서 몸무게가 줄어드는 것도 그만큼 점진적으로 진행되어야 논리적으로 맞다. 다시 한번 강조한다. 다이어트는 천천히 시간을 두고 하는 것이 요요 현상을 예방하는 유일한 방법이다.

## 압박감 제로 다이어트 tip

요요 현상을 피하려면, **합리적인 목표를 설정**하라.

6개월 동안 현재 체중의 5%를 감량하겠다는 목표를 세워라.

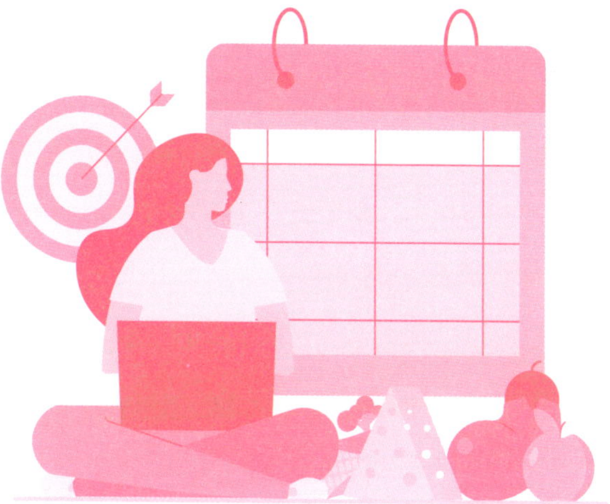

03

# 당신의 인생을 프로그래밍하라

이 장의 제목만 보면 마치 이 책이 인생 코칭 책처럼 보일 수도 있다. 사실, 나도 인생 코칭 책에서 외치는 이런 구호가 지긋지긋하다. 하지만 이것이 이 책에 담긴 가장 중요한 조언이다! 이 책에서는 살을 빼는 기적 같은 비법이나 이런저런 음식을 금하는 특정한 다이어트 프로그램을 소개하지 않는다. 체중 감량의 성공 여부는 자신의 인생을 어떻게 설계하느냐로 결정된다.

## 식습관 바꾸기

'자신의 인생을 설계한다.'라고 할 때 뇌리에 가장 먼저 떠오르는 것은? 바로 올바른 식습관이다. 그런데 이런 상식적인 충고를 따를 수 없는 사정들이 나름대로 다 있다. 가장 극복하기 어려운 첫 번째 사정은 바로 경제적인 제약이다. 누가 뭐라든, 잘 먹으려면 일단 돈이 많이 든다. 요즘 원자재 가격 상승부터 소고기, 생선뿐만 아니라 과일과 채소 가격까지 폭등했기 때문이다. 그래서 슈퍼마켓에 있는 초가공 식품들의 가격이 더 매력적으로 보인다. 하지만 kg당 가격을 자세히 들여다보면, 직접 요리해 먹는 편이 더 저렴하다는 사실을 금세 알 수 있다.

가공식품업계에서는 간혹 물을 채워 넣는 방법으로 식품 중량을 인위적으로 부풀리기도 한다. 경제난이나 인플레이션이 몰아닥치면, 대체로 제품 가격은 그대로 두고 양을 줄이는 편법을 쓰기도 한다. 그러면 우리는 가격이 오르지 않았다는 착각을 하지만, 실제로는 제품량이나 재료의 품질이 달라진다.

후다닥 먹는 간편식도 마찬가지이다. 웬만한 패스트푸드는 8~10유로나 줘야 하고, 빵집에서 파는 음료와 디저트가 포함된 평범한 샌드위치 세트의 가격도 8유로는 된다. 식당이나 맥줏집에서 점심 한 끼 간단히 해결하려 해도 15유로는 지출해야 한다. 가족 단위의 외식은 말할 것도 없다. 자녀가 셋 있는 우리 가족이 가끔 패스트푸드 식당에 가면, 계산서에는 금세 40유로가량의 금액이 찍힌다. 그런데 사실 이 정도면 영양학적으로 훨씬 뛰어난 제대로 된 식사를 할 수 있는 가격이다. 그러므로 일차적으로 우리는 식습관을 바꾸어야 한다. 그러면 고맙게도 우리의 지갑 사정도 좋아지고 과했던 체중도 줄어든다.

## 요리를 시작하라

가공 조리식품을 먹지 않고 살려면 스스로 음식을 만들어 먹는 수밖에 없다. 이를 위한 선행조건은 장을 본 다음 요리를 하는 것이다. 여기까지는 획기적이라 할 만한 것이 전혀 없다. 하지만 알고 있는가? 다이어트의 첫 번째 실패 원인은 요리할 시간이 없다는 것이다. 그래서 나처럼 요리할 시간도 능력도 없고, 심지어 오믈렛도 망칠 수 있는 수준의 사람이라면 쉽고 빠르게 만들 수 있는 간단한 음식이면서 저장하거나 냉동할 수 있는 음식을 만든다는 전략을 세워야 한다.

정오에 점심을 차려 먹을 시간이 없는가? 안심하라. 전날 저녁에 한 끼 먹을 양보다 음식을 많이 준비한 뒤 남은 음식을 잘 보관하여, 다음날 점심이나 저녁에 먹는 방법이 있다. 물론 이런 방식이 만병통치약이라고 주장하는 것은 아니다. 다만 패스트푸드를 먹거나 아무 데서나 점심을 때우지 않으려는 전략으로는 매우 효과가 좋은 편이다. 이런 방법을 취하는 결정적인 이유는 불시에 급히 먹을 것을 찾아야 하는 절박한 상황을 만들지 않기 위해서이다.

종종 식사를 못 한 채 집에 늦게 들어가게 되면 피곤해서 먹거리를 준비할 시간도, 의욕도 없지 않던가? 이럴 때를 대비해 데우기만 하면 바로 먹을 수 있는 집밥을 냉동실에 늘 보관해두어라. 그러면 아무거나 닥치는 대로 군것질을 하거나, 배달앱에서 가장 먼저 주문할 수 있는 음식을 배달시키게 될 일은 없을 것이다.

## 나에게 맞는 나만의 '과식' 방지 전략

친구들과 저녁 약속이 있어서 아무래도 과식할 것 같은 날 특히 해서는 안 되는 일이 바로 점심을 거르는 것이다. 저녁에 많이 먹는다고 점심을 건너뛰면 오히려 배가 고파서 저녁에 훨씬 더 많이 먹기 마련이다! 그러니 푸짐한 식사가 예정되어 있으면 이를 고려해서 그 전 식사는 평소보다 조금 가볍게 먹는 정도가 좋다.

이때 가볍게 먹으라는 말은 배고픈 상태로 식사를 그만두라는 뜻이 아니다! 가장 바람직한 방법은 에너지 공급량을 24~48시간 단위로 조절하는 것이다. 이런 식으로 자기에게 맞는 전략을 세우면 된다.

나의 전략은 조금 푸짐한 저녁을 먹은 다음 날 간헐적 단식을 하는 것이다. 방법은 간단하다. 소화기관이 다시 균형을 찾을 수 있도록 하루 동안 온전히 쉬게 만들어주는 것이다. 이렇게 하면 푸짐한 식사 자리에 즐거이 동참할 수 있을 뿐만 아니라, '과식'이라는 행위 전후에 느끼는 죄의식에서도 자유로울 수 있다.

## 야식이 당길 것을 예상하라

밤마다 잠자리에 들기 전에 허기를 느끼는가? 만일 정말로 배가 고프다면 좌절하기보다는 먹는 게 낫다! 단, 잠자리에 들기 전에 먹기 좋은 간단한 요깃거리를 준비해두어야 한다. 이렇듯 미리 예상해두지 않으면, 팬트리에 쟁여놓은 쿠키나 칩에 허겁지겁 손이 가기 때문에 용납할 만한 음식을 찾아서 준비해두는 게 좋다. 우려낸 차 한 잔에 초콜릿 두 조각을 먹는다거나 사과 한두 개 혹은 아몬드 한 줌도 좋다.

여기서 중요한 점은 예상해서 미리 준비한다는 것이다. 이 방법은 또 다른 장점도 있다. 배가 고플 때 무엇을 먹을지 '계획'해두면, 배고픔을 훨씬 더 쉽게 받아들일 수 있다는 점이다. 반면 예상치 못한 극심한 공복감이 몰려오면, 단순히 과일 하나만으로 만족하기는 불가능하다.

나는 아예 거실 한편에 자리를 정해두고 작은 과일바구니를 늘 준비해둔다. 이 과일바구니는 속이 조금 허하다 싶을 때를 대비해서 놓아둔 것이다. 과일은 당분이 많은 음식 아니냐고 지적할 사람들도 있겠지만 그런 말을 하는 사람들은 뭘 몰라도 한참 모르는 사람들이다. 먹고 싶을 때 먹기로 결심했다면, 그때부터는 설탕 덩어리인 쿠키 두세 개를 먹는 것보다 사과 두 개, 심지어 세 개를 먹는 게 더 나은 선택이다. 사과가 아닌 그 어떤 과일도 초가공 식품보다는 낫기 때문이다. 물론, 밤 10시 이후에는 아무것도 먹지 않는 것이 최선이지만, 그래도 차선의 선택에서 이 거래의 승자는 우리가 될 것이다. 인생은 타협이다!

## 압박감 제로 다이어트 tip

점심을 요리해 먹을 시간이 없다면,
전날 저녁에 한 끼 먹을 양보다 조금 많이 준비한 다음,
**남은 음식을 보관해서 다음 날 점심**으로 먹도록 한다.

04

# 새로운 루틴을 만들라

## 나쁜 식습관은 어떻게 생기는가?

나는 의사로 활동하면서 거의 매일 야간 근무를 했기 때문에 아주 오랫동안 자동차로만 이동하면서 살았다. 게다가 2013년부터는 응급 가정 방문 진료(SOS Médecin) 의사로 일하게 되어 중간 이동 시간에 군것질하는 습관까지 들고 말았다. 군것질은 하나의 루틴이 되더니 급기야 생존이 걸린 불가피한 일이 되고 말았다. 야간 방문 진료를 하는 동안에는 칩이나 초코바, 달콤한 간식을 입에 달고 다녀야만 했다.

이 사례를 통해 음식 섭취 방식의 주요 특징 하나를 확인할 수 있다. 즉 먹는 행동에는 거의 어김없이 특정한 상황이 따른다는 것이다. 영화관에서 팝콘을 먹듯, 차를 타고 이동하면서 사탕과 과자를 폭식하는 나 같은 사람도 있고, 좋아하는 드라마를 보면서 아이스크림을 먹지 않고는 못 배기는 사람이 있는가 하면, 빵집 앞을 지나면서 버터가 듬뿍 들어간 페이스트리를 지나치지 못하는 사람도 있다. 또, 커피를 마실 때 담배를 곁들여야 하거나 반대로 담배를 피울 때 커피를 꼭 마셔야 하는 사람도 있다.

따라서 나쁜 식습관에서 벗어날 방법은 두 가지이다. 행동을 바꾸거나 상황을 바꾸면 된다. 즉 음식을 치워버리거나 음식을 부르는 상황을 만들지 않으면 된다. 나는 자동차 대신 스쿠터로 방문 진료를 다니기 시작한 날, 이 사실을 깨달았다. 더는 조용하고 따뜻한 차 안에서 음식을 먹을 수 없었기 때문이다! 더 좋은 소식은, 그 후 다시 차를 타고 이동하게 되었는데도 군것질하고 싶은 마음이 생기지 않았다는 점이다! 차 안에 굴러다니는 빈 과자 상자나 칩 봉지를 보면 수치심이 들었지만, 당시에는 이런 환경에서 군것질을 그만하는 것이 불가능해 보였다….

그러므로 어떤 행동에서 벗어날 수 없는 경우라면, 그 행동을 공략하기보다는 상황을 바꾸어야 한다. 살찌게 만드는 주범은 바로 이런 환경들이기 때문이다. 일반적으로 사람들은 친구들과의 외식이나 송년회, 휴가 때 먹는 '음식'에 초점을 맞춘다. 하지만 체중을 늘리는 것은 일상 속 행동들이다. 햄버거나 피자, 치즈를 녹여 만든 커다란 라클레트를 먹는다고 뚱뚱해지지 않는다. 그러니 부디 망설이지 말고 어서들 먹고 즐거움을 누리기를 바란다! 살이 찌게 만들거나 살 빼는 것을 방해하는 범인은 따로 있다. 그건 바로 일상적으로 가까이 두고 게걸스럽게 먹어대는 모든 것이다. 즉 아침에 먹는 페이스트리, 점심에 마시는 달디 단 탄산음료, 간식으로 살짝 즐기는 달콤한 과자, 야식으로 먹는 스낵 같은 것들 말이다.

## 그렇다면 나쁜 식습관에서 벗어나려면 어떻게 해야 할까?

'행동을 바꾸거나 상황을 바꾸면 된다'는 주장에 항상 딱 떨어지게 상황을 바꾸거나 행동을 끊기는 어렵다고 볼멘소리를 할 수도 있다. 맞는 말이다. 그래서 최선을 다하도록 노력해야 하는 것이다. 나의 예를 들자면, 집에서 가능한 한 과일을 먹고, 단 음식은 최소한으로 먹는 새로운 전략을 세웠다. 또한 서랍 속에는 루이보스차, 레몬 생강차, 민트차, 녹차, 홍차 등 음료수 대신 마실 다양한 차로 가득 채웠다. 밤에는 잠자기 전이나 드라마를 볼 때 따뜻한 음료를 마시는 루틴을 만들었다. 이 책을 집필할 때도 따뜻한 음료를 마시는 루틴을 잘 따랐다. 그런데 주의할 것은 이 루틴이 깨지면, 그 즉시 군것질을 하고 싶어진다는 점이다….

관건이 되는 원칙은 늘 같다. 상황과 행동이다. 운동이나 신체활동도 마찬가지이다. 동기부여가 되기를 기다리기보다는 하루 중 어느 순간을 활동과 연결하라. 일단 실천하기 제일 쉬울 것 같은 전략을 찾아라. 가령 '평소보다 5분 일찍 일어나서 스트레칭하기'

나 '점심시간에 시간을 아껴서 주변을 걷기' 등도 좋다. 연구 결과에 따르면, 이처럼 습관을 바꾸거나 특정 습관을 버리면 살이 빠진 뒤 다시 살찌지 않는다고 한다.[1] 생활방식을 완전히 바꾸지 않아도 일상 속의 이런 사소한 변화만으로도 날씬해질 수 있는 것이다.

이번에도 식단을 바꾸는 다이어트를 하는 것이 아니라, 매일매일 생활 속에 기본 원칙을 적용하는 것이 관건이다! 이런 간단한 행동을 하루하루, 한 주 한 주 반복하다 보면, 어느새 일상적인 루틴으로 머릿속에 각인될 것이다. 주변에 있는 날씬한 사람들에게 물어보면, 거의 이구동성으로 이렇게 말하는 것을 알 수 있다. "저는 균형 있게 먹고, 물을 챙겨 마시고, 운동을 조금 해요." 듣고 나면 누구라도 고개를 끄덕일 것이다. 사실 이렇게 해야 날씬한 몸매를 유지한다는 것은 누구나 다 아는 사실이다! 가장 큰 난관은 살찌게 하는 것을 일체 포기하는 데 있다! 그러려면 새로운 루틴을 만들어야 한다.

## 압박감 제로 다이어트 tip

천천히 살을 빼려면 **하나하나씩 식습관을 바꿔라.**
그러면 성공은 떼어 놓은 당상이다.

05

# 마시자, 물!

이 장의 제목을 보자마자 많은 사람들이 반문할 것이 뻔하다. "아니, 이 책 대체 뭐지? 살을 빼기 위해 물을 마시라고?" 맞는 지적이다. 워낙 간단해 보이는 조언이라 이 책에서 다룰 만한 것이 못 될 수도 있다. 하지만 나는 아예 한 장(章)을 할애해서 이 주제를 논하기로 했다. 이유는 선명하다. 물을 마시면 어떤 압박이나 제약 없이도 여러 메커니즘을 통해 살 빼는 데 도움을 받을 수 있기 때문이다.

## 가당 음료는 일체 입에 대지 말라

첫 번째 방법이 제일 명확하다. 모든 가당 음료를 끊고 그 대신 물을 마시면 살이 빠진다. 이때 간단한 과일주스도 마시면 안 된다. 구구절절 따질 필요 없다. 열량을 생각하면 탄산음료 대여섯 모금을 마셔서 당분을 섭취할지 아니면 물을 마실지 금세 답이 나온다.

그래도 확신이 서지 않는다면, 이번에는 생리학적으로 설명해 보자. 우리 위에는 단맛 수용체를 지닌 세포가 있다. 단 음료를 마시면 이 세포가 자극받아 배고픔을 느끼게 하는 공복 호르몬인 그렐린이 분비된다. 역설적으로 들리겠지만, 그래서 당분을 섭취하면 배가 고파진다. 이는 패스트푸드점에서 탄산음료를 아낌없이 제공하는 이유이기도 하다. 미국 패스트푸드점에서는 탄산음료를 원하는 만큼 얼마든지 가져가서 마실 수 있게 해놨는데, 이는 사람들이 훨씬 많이 먹게 만드는 계략인 셈이다…. 이렇게 되면 우리는 이중으로 고통받게 된다. 우리가 섭취한 엄청난 양의 당분이 지방으로 변환되면서 체중이 증가하는 직접적인 결과뿐만 아니라, 식욕이 증가하는 간접적인 결과도 나타나기 때문이다.

분명히 알고 있어야 할 것은 이것이 이른바 '라이트' 음료에도 적용된다는 사실이다. 라이트 음료에는 당연히 당분은 들어 있지 않지만, 그 대신 감미료가 함유되어 있다. 감미료는 다이어트 때문이 아니더라도 식단에서 완전히 배제하는 편이 좋다 — 이 문제는 뒤에서 다시 다루겠다.

그래도 약간의 단맛까지는 포기할 수 없다면, 맹물에 레몬을 조금 첨가하면 해결된다. 순수한 레몬주스도 좋다. 레몬은 체외에서는 산성이지만 위에 들어가면 염기성이 된다. 반면 레몬은 치아의 에나멜을 손상시킬 수 있기 때문에 이런 종류의 주스를 좋아한다면, 빨대를 사용해서 치아를 보호하는 게 좋다.

## 물 마시고 살 빼기

이제 물이 우리 신진대사, 특히 에너지 소비량에 미치는 영향을 살펴보자. 간단히 말해, 에너지 소비량은 인체가 매일 휴식하면서 태우는 에너지양이다. 즉 인체의 기능에 필요한 열량을 말한다. 이를 '기초대사량'이라고도 부른다. 기초대사량은 성별이나 나이, 활동뿐만 아니라, 체중, 신장, 유전형질에 따라서도 다르다. 이미 20년 전에 발표된 연구 결과에 따르면, 물 500ml, 즉 물 2잔을 마시면 기초대사량이 30% 증가하는 것으로 나타났다.[1] 다시 말해, 그냥 물을 마시는 것만으로도 에너지 소비량이 늘어난다. 하루에 최소 1ℓ의 물을 마시면 매일 100cal만큼 에너지 소비량이 늘어나는 것으로 추산된다.

언제 물을 마셔야 하는가에 대해서는 의견이 분분하다. 식사 전에 마시라고 권하는 사람들이 있는가 하면, 식후에 마실 것을 추천하는 이들도 있다. 그래도 식사 중에 물을 마시는 것은 피하라는 데에는 공통으로 의견이 일치하는 듯하다. 딱히 누구 말이 맞고 누구 말이 틀린 것 같지는 않다. 어떤 연구에서는 식사 직전에 물

2잔을 마시면 물을 마시지 않았을 때의 식사량보다 20% 적게 먹게 된다는 결과가 도출되었다.[2] 또 다른 연구에서는 당뇨 환자를 두 그룹으로 나누어 한 그룹은 식사 직전에 물을 마시게 하고, 다른 그룹은 물을 마시지 않게 했다. 그랬더니 8주 후, '식사 직전 물을 마신' 그룹은 마시지 않은 그룹보다 체중이 더 많이 감소했다.[3]

물을 마신 그룹에서는 다른 지표들도 유의미하게 향상되었다. 혈당 수치가 더 좋아졌을 뿐만 아니라, 총지질량도 개선되어 콜레스테롤 수치가 떨어졌다. 물을 마셔서 콜레스테롤 수치를 개선한다고 하면 충분히 어리둥절할 만하다. 이는 코펩틴이라는 호르몬과 관계가 있는 것으로 보인다. 코펩틴은 주로 과체중과 콜레스테롤로 특징지어지는 이른바 대사증후군의 원인으로 알려져 있다. 이 연구에서는 물을 마심으로써 이 코펩틴이 생성되는 양이 감소했다.[4] 이런 효과는 탄산음료를 마실 때에도 관찰되는 것으로 보이지만, 현재로서는 정식으로 결론이 도출된 바는 없다.

## 압박감 제로 다이어트 tip

식사를 적게 하려면, 식탁에 앉기 전에
먼저 **큰 잔으로 물을 2잔 마셔라.**

06

# '이판사판?'

## 이판사판의 이면에 숨은 뜻: 폭주하지 않게 잘 다스리자

이 장의 제목을 설명하기 위해 아주 오래전에 발표되었던 연구를 하나 소개하고자 한다. 이 연구에서는 실험 참가자들을 두 그룹으로 나눈 뒤, 양측 모두에게 똑같은 음료수를 마시게 했다. 다만 첫 번째 그룹에게는 이 음료의 열량이 매우 높다고 말했다. 반면 두 번째 그룹에게는 똑같은 음료지만 라이트 음료라 열량이 거의 없다고 말해두었다. 그런 다음, 참가자들의 취향을 평가하기 위해 이들 모두에게 아이스크림 세 덩어리를 제공했다. 제공된 아이스크림은 각자 원하는 만큼 먹을 수 있었고 다 먹어도 되었다.

자, 이 실험에서 누가 아이스크림을 제일 많이 먹었을까? 라이트 음료를 마신 것으로 알고 있던 그룹이 더 많이 먹었다고 생각할 수도 있다. 일리 있는 생각이다. 라이트 음료를 마셨다는 생각이 머릿속에 있으면, 이미 한번 고삐를 조였으니 다음은 좀 '풀어줘도' 된다고 생각할 수 있기 때문이다.

그런데 결과는 뜻밖이었다. 고열량 음료를 마셨다고 믿었던 그룹이 '라이트 음료' 그룹보다 거의 2배 가까이 아이스크림을 더 많이 먹었다![1] 마치 '가당 음료' 그룹이 "이판사판, 갈 데까지 가보자!"라는 태도로 나온 듯 보였다. 이런 감정은 누구나 일상 안에서 느낄 수 있는 것이다.

"이 서류 마감 시간이 지났네? 에라, 모르겠다, 이판사판이다. 오늘 밤은 쉬어야지."

"책 본문을 한 장 쓰려고 했는데 못 쓰고 말았네? 이판사판이다, 내일 하지, 뭐."

"벌써 새벽 1시네. 5시간만 있으면 아침 알람이 울릴 텐데. 그럼 완전히 피곤하겠지? 이판사판이다, 보던 것 마저 보고 정주행하자."

이런 식이다. 음식 섭취도 마찬가지이다.

## 균형을 잡으려면 어떻게 해야 할까?

위의 경험을 통해 얻을 수 있는 교훈은 무엇일까? 자신에게

허락한 작은 '일탈' 때문에 결국에는 선을 넘게 된다는 것이다. 칩 한 봉지를 뜯으면서는 몇 개만 먹겠다고 다짐하건만, 눈 깜짝할 사이에 한 봉지를 다 먹어 치울 뿐만 아니라, 계속해서 다른 먹을 거리를 찾았던 경험이 다들 있지 않은가. 이번에도 '이판사판'이라 생각하면서 말이다.

이처럼 습관을 이기지 못해 자꾸 폭주하는 경우, 아예 먹지 못하게 완전히 금하기보다는 그 주에 넘어서는 안 되는 선을 정해놓고 지키는 것이 현명한 방법이다. "이번 주에는 쿠키나 과자를 X개까지는 눈 감아 주겠어." 이렇게 정한 뒤, 만약 하룻저녁에 이만큼을 다 먹으면, 그 주에는 이것으로 끝이다. 그런 다음에는, 조금씩 허용량을 줄이고, 나중에는 과자 대신 더 건강한 음식으로 대체하도록 한다.

문제는 균형이다. 식단 균형 회복 프로그램은 음식 섭취뿐만 아니라, 그 외 부수적인 모든 것에도 영향을 준다. 이 책에는 기적을 가져오는 음식이나 반대로 절대 금해야 하는 음식은 하나도 나오지 않는다. 이번에도 관건은 훌륭한 균형점을 찾는 것이다. 좌절감과 욕구불만을 유발하지 않으면서도 몸매를 유지하거나 예전 몸매를 회복하게 해줄 균형점 말이다.

어쨌건, 영어로 'what the hell'이라고 하는 이런 '이판사판' 효과는 밤에 그리고 수면 부족 상태에서 극대화한다. 이때가 균형감을 잃고 일탈에 빠지기 쉬운 시간대인 것은 맞다. "밤이면 모든 고양이가 검게 보인다."라는 속담이 있듯 말이다. 아무튼 야식 문제는 뒤에서 다시 다루겠다.

## 라이트 제품을 멀리하라

식품업계가 이른바 라이트나 무가당 제품으로 벌이는 공격적인 마케팅의 함정에 빠지지 말라. 지방이나 당분, 염분이 적은 이런 제품들은 역효과를 낸다. 이런 제품을 먹으면 제대로 일탈하지 않았다는 착각에 빠지게 되어 더 많이 섭취할 위험이 있다. 게다가 이런 제품들은 자신의 마이크로바이옴에 해롭다. 이 내용은 뒤에서 살펴보겠다.

이뿐만 아니라, 단 음식을 늘 달고 사는 것이 우리 몸에 정상이 아니라는 사실도 명심하라. 수렵 채집 생활을 했던 우리 조상들은 당분을 섭취할 기회가 거의 없었다. 그래서 당분을 발견하면 예외적인 일로 받아들였다. 이렇듯 당시에 당분이 희소했던 탓에 우리는 지금도 당분을 섭취하면 쾌락을 느낀다. 하지만 당분은 당분을 부른다. 가짜 설탕에서 나는 단맛은 당 소비를 부추긴다.

그렇다 하더라도 영양 면에서 가공식품이 이룬 발전을 일거에 무시해버려서는 안 되며 이를 위해 노력한 사람들의 공은 인정해야 한다. 예를 들면, 아이들이 잘 먹는 시리얼의 뉴트리-스코어가 C등급에서 A등급으로 상향되었다. 뉴트리-스코어는 식품의 영양 정보를 쉽게 알아볼 수 있게 점수로 만든 것으로, 각 제품 100g당 권고 대상 영양분과 식품(섬유소, 과일, 채소)의 함유량과 제한 대상 영양분(열량, 포화지방산, 당분, 염분)의 함유량을 고려해서 등급을 매긴다. 모든 고려 사항을 계산한 뒤, 점수에 따라 알파벳 문자와 색상을 부여해서 표시한다. 영양 측면에서 가장 바람직한 제품은 A등급으로 분류되고, 가장 바람직하지 못한 제품은 E등급으로 분류된다.

현재로서는 영양성분 외에 식품첨가물은 평가에서 제외된 터라, 아직 이 뉴트리-스코어가 완벽하지는 않다. 그래도 같은 진열대 위에 있는 여러 브랜드의 제품을 비교하는 데에는 도움이 된다. 그러므로 아침에 꼭 시리얼을 먹어야 한다면, 뉴트리-스코어가 최고 등급이거나 그중에서 제일 등급이 높은 제품을 선택하라. 뉴트리-스코어가 C등급에서 A등급으로 상향된 시리얼에는 설탕 함유량이 줄고 섬유소 함유량이 늘어났다. 이것만으로도 큰 진전이다. 안타깝지만, 현재로서는 가공식품의 40%가량은 뉴트리-스코어가 표기되어 있지 않다.[2] 유럽 연합(EU) 지침이 등급 표기 의무화에 걸림돌이 되고 있기 때문이다. 하지만 뉴트리-스코어를 표기하지 않은 제품은 최저 등급인 경우가 대부분이다. 따라서 이 등급 표기가 없는 식품은 피하는 것이 좋다.

조금 더 자세히 뉴트리-스코어를 살펴보면, 이 등급을 통해 해당 제품이 전체적으로 지방이나 당분, 염분이 과도한지 알 수 있다. 국제암연구소(IARC)에서는 유럽 연합 영내 모든 식료품에 등급을 표기할 것을 주문했다. 하지만 현재로서는 식품업계의 자발적인 동참만 이루어지고 있다. 국제암연구소 전문가들이 요구 근거로 삼은 연구 내용을 보면 많은 생각을 하게 된다. 이 연구에서는 약 15년간 47만 1,495명의 환자를 추적 관찰했는데, 이 가운데 4만 9,794명이 암을 진단받았다. 가장 많이 진단된 암은 유방암, 전립선암, 직장암이었다. 한마디로 말하자면, 뉴트리-스코어 등급이 낮을수록(즉 식품 속 지방, 당분, 염분 함유량이 많을수록) 환자들의 특정 암 발병 위험이 컸다. 소화기 계통 암인 식도 및 위암, 전립선암 및 유방암의 발병 위험이 크고, 여성의 경우 대장암 및 간암, 남성의 경우에는 폐암의 발병률도 높았다.

일반적으로, 뉴트리-스코어 등급이 낮은 식품을 섭취한 환자들에게서 암이나 호흡기질환, 심장질환으로 인한 사망률이 6%가량 높았다. 따라서 이 뉴트리-스코어를 주의해서 살펴보는 것이 유익하다. 체중보다도 건강에 미치는 영향이 더 크기 때문이다.

## 압박감 제로 다이어트 tip

건강하면서 열량이 적은 식품을 고르려면,
**뉴트리-스코어**를 보고 선택하라.

07

# 체중계의 압박에서 벗어나라

두근두근 체중 측정 시간…. 아침에 잠에서 깨어 곧장 체중계 위에 오르면, 우리 앞에 펼쳐지는 상황은 둘 중 하나이다. 전날 열심히 노력했는데도 변함없이 그대로인 몸무게를 보고 절망하거나, 마침내 노력의 결실이 나타난 것을 보고 환희에 잠기거나! 하지만 종국에는 상관없다. 둘 중 어떤 상황에 놓이건, 체중 측정이 끝나면 우리는 곧장 나쁜 선택을 하게 될 테니!

## 한번 일탈한 뒤에는 절대 몸무게를 재지 말라!

살면서 한 번도 일탈해보지 않은 사람이 있을까? 저녁에 엄청나게 폭식을 한다거나, 낮 동안 내내 브런치를 먹는다거나, 더블 치즈버거에 감자튀김과 콜라, 아이스크림을 잔뜩 곁들여 먹는다거나…. 그렇게 먹고 난 뒤에는 꼭 죄의식에 괴로워한다. 그리고 다음 날 체중계에 오르면서는 부디 재앙은 피해갔기를 기도하지만 눈앞에는 청천벽력과 같은 숫자가 나타난다! 체중이 1~2kg이나 늘어난 것이다. 어떻게 이런 일이 가능할까? 신진대사가 달라진 걸까? 아무리 일탈해도 단 1g도 늘지 않던 날들이 더 많았는데 무려 1~2kg이라니…. 혹시 호르몬 질환을 앓는 것은 아닐까? 갑상샘 이상은 아닐까?

물론 사람에 따라서는 병원에 가서 종합검진을 통해 신진대사나 호르몬에 이상이 없는지 실제로 확인해야 하는 경우도 간혹 있다. 그렇다 하더라도 부디 안심하시라. 절대다수는 몸에 아무런 이상이 없을 테니 말이다. 그렇다면 대체 왜 이렇게 급격히 체중이 늘어난 걸까? 다른 건 몰라도 간밤의 일탈 때문이 아닌 것만은 확실하다. 간밤에 아무리 과식하고, 과식하고, 또 과식했더라도 말이다.

지방이 1kg 늘려면, 열량을 1일 평균 섭취량보다 7,000kcal 정도는 더 섭취해야 한다(성인의 1일 권장 칼로리: 여성은 1,800~2,000kcal, 남성은 2,200~2,500kcal). 피자 한 개에다 햄버거 한 개와 초콜릿 아이스크림까지 먹으면 2,000kcal에 조금 모자란 정도의 열량을 섭취하게 된다. 넓게 봤을 때 '일반'식 한 끼의 열량은 600~800kcal이다. 따라서 과식을 하면 열량 공급량이 늘기는 하지만 세 끼를 먹었다 해도 그렇게까지 최악으로 증가하지는 않는다는 것을 알 수 있다. 결과적으로, 만약 몸무게가 1kg 증가했다면, 이는 전날 먹은 식사와는 무관한 것이 확실하다. 그보다는 그 이전에 며칠간 또는 몇 주간 반복해서 일탈한 결과일 가능성이 크고, 특히 여성의 경우에는 체내 수분이 정체했기 때문일 수 있다.

## 호르몬 주기 걱정은 붙들어 매라!

여성들은 월경 주기 동안 에스트로겐과 프로게스테론, 이 두 가지 호르몬의 비율 변화를 겪는다. 그 결과, 체내 수분 정체와 부종이 발생한다. 그래서 월경 주기에 따라 다리가 붓는 느낌이 들거나, 손가락에 낀 반지가 더 꽉 조이거나, 바지가 잘 맞지 않을 수 있다. 또한 월경 주기 중 특정 시기가 되면 몸이 더 붓는 느낌이 들거나 변비 증상이 심해질 수도 있다. 이는 프로게스테론의 변화로 인해 음식물 이동이 느려져서 변비 증세가 나타나는 것이다.

프로게스테론은 식욕을 높이는 작용을 하는데, 그중에서도 특히 단 음식을 많이 찾게 만든다. 따라서 지방을 단 1g도 섭취하지 않아도 1~2kg의 체중 변화가 일어나는 것은 어디까지나 정상이다. 이는 수분 정체가 원인이기 때문이다. 따라서 며칠만 기다리면 체중은 다시 정상으로 돌아간다. 그러므로 월경 주기 중 수분 정체가 최저 수준인 시기, 즉 월경 직후에 체중을 측정하는 것이 좋다.

## 급속한 체중 감량을 믿지 말라!

체중이 1~2kg 빠지는 것을 보면, 대개 '하던 대로 계속 노력해야지.', '그래, 제대로 잘하고 있어.', '예상대로 착착 진행되고 있군.'이라고 생각하게 된다. 하지만 이번에도 우리 뇌는 장난을 친다. 1주일간 체중이 감소한 사람들의 거의 대부분이 그다음 주에 행동에 변화가 생길 확률이 높다. 이는 연구자들이 확인한 내용이다. 살을 빼고 싶어 하는 과체중 여성들을 몇 주간 추적 관찰한 결과, 상당히 놀라운 연구 결과가 드러났다. 예상과는 전혀 다르게, 1주일간 몸무게가 많이 줄어든 여성일수록, 그다음 주에는 적게 줄어들었다.[1] 남성들도 유사한 결과가 나왔을 것으로 보인다.

역설적이지만, 대체로 사람들은 체중 감량 후 '보상' 심리가 발동하여 '스스로 작은 일탈을 누릴 자격이 있다고 믿는' 경향이 있다. 즉 '1주일간 희생했으니 이제 즐기겠노라.'라는 것인데, 이는 선행으로 악행이 상쇄된다고 주장하는 셈이다. 그런데 이런 행동은 다이어트에 돌입할 때 처음부터 제약이 많을수록 나타날 가능성이 크다.

앞서 언급한 연구에서는 실험 참가자들에게 저열량 저지방 식단을 실천하게 했다. 열량을 제한하면 자연히 체중이 준다. 하지만 제약 조건이 까다롭고 강제적일수록 체중은 급속히 줄고 욕구불만은 커지며, 이런 욕구불만은 음식 섭취라는 보상을 통해 해소된다. 게다가 이때 섭취하는 음식은 대개 기름지고 단 음식이다. 이런 경우 당근이나 셀러리를 씹으면서 자축하는 사람을 본 적이 없다.

그렇다면 이 연구 결과에서 어떤 교훈을 얻을 수 있을까? 바로 식단 제한을 통한 다이어트는 소용없다는 사실이다. 특히 박탈이 바로 욕구불만을 불러오는 실패의 지름길이라는 사실을 명심해야 한다.

## 체중은 2주에 한 번 측정하라!

명심할 것이 하나 더 있다. 몸무게는 너무 자주 측정하면 안 된다는 점이다. 2주에 한 번이나 한 달에 한 번 재는 것으로 족하다. 다만 항상 같은 조건에서 측정해야 한다. 여성의 경우, 월경 주기 중 같은 시기에 측정해야 하고, 아침에, 화장실 다녀온 후 공복에, 벌거벗은 채 또는 속옷만 입고서 체중계에 오르도록 한다. 물론, 노력의 결과를 확인하기 위해 몸무게를 재고 싶은 마음이 드는 것은 어디까지나 정상이니 걱정할 필요는 없다.

한 가지 더 중요한 사항은 식습관의 균형을 회복하지 못했더라도 체중은 정기적으로 관리해야 한다는 것이다. 출생과 동시에 신생아들은 매달 체중을 측정하면서 올바로 성장하고 있는지 확인한다. 그러다가 3개월, 6개월로 측정 간격을 넓히다가, 아무런 이상이 없으면 1년에 한 번 몸무게를 확인한다. 성인들도 노화가 진행되면서 이처럼 매년 체중을 확인하는 습관을 유지해야 한다.

어린아이들과는 반대로, 의도치 않은 체중 감소가 있으면 병원을 찾아 몸에 이상이 없는지 검사받아야 하기 때문이다. 특히 고연령층의 경우가 그렇다.

실제로 고령자의 체중 감소는 병리적 요인이 있거나 근감소증과 관련이 있을 수 있다. 근감소증은 노화로 근육량이 줄어드는 증상이다. 우리는 30세부터 매년 근육량이 약 1%씩 줄어들기 시작한다. 그러다가 50~60세가 되면 감소 속도가 가속화되어, 80세가 되면 근육량의 30~50%가 감소한다. 그런데 '고속' 다이어트를 할 경우에도 대부분 이와 같은 일이 벌어진다. 수분과 근육만 다량 손실되고, 지방은 거의 줄지 않는다.

## 압박감 제로 다이어트 tip

**체중은 2주마다 동일한 조건에서 측정한다.**
아침에, 공복 상태에서, 옷을 거의 걸치지 말고
체중계에 오르도록 한다.
여성의 경우, 같은 월경 주기에,
되도록 생리가 끝난 후에 측정한다.
이때가 수분 정체가 가장 적은 시기이기 때문이다.

08

# 칼로리 계산은 이제 그만!

아! 그놈의 칼로리…. 영양학자들이 체중 증감에 대해 수학적으로 접근했던 시대에는 열량이 유일한 잣대였다. 이른바 칼로리 결핍의 원리는 간단하다. 소비하는 것보다 많은 열량을 섭취하면 살이 찌고, 적게 섭취하면 살이 빠진다는 것이다. 그러니 체중을 줄이려면 섭취하는 칼로리를 계산해서 줄이기만 하면 된다.

하지만 이런 수학적 접근방식은 이제 고루한 옛날이야기가 되었다. 열량 필요량은 사람에 따라 다를뿐더러 나이, 성별, 신체활동에 따라 다르기 때문이다. 하루에 2,000kcal를 섭취했을 때 살이 찌는 사람이 있는가 하면, 살이 빠지는 사람도 있다…. 칼로리 앞에서 우리는 평등하지 않다. 그러므로 칼로리를 계산하는 것은 아무짝에도 소용없는 일이다.

## 열량이라고 다 같은 열량은 아닌 법

우리가 섭취하는 열량은 어떻게 계산할까? 잘 알려져 있다시피, 다음과 같은 기준이 있다.

지질 1g은 9kcal

단백질 1g은 4kcal

탄수화물 1g은 4kcal의 열량을 공급한다.

이처럼 같은 질량의 탄수화물과 단백질이 같은 열량을 공급한다는 것을 근거로 삼아, 열량 측면에서 두 영양소가 동급이라고 결론을 내리고 싶을 수도 있다. 하지만 그러기에는 이미 단백질이 풍부한 식단 — 주로 고기로 구성된 식단 — 과 탄수화물이 풍부한 식단 — 주로 파스타나 빵 등으로 구성된 식단 — 중 살찌는 식단은 탄수화물이 풍부한 식단이라는 사실을 너무도 잘 알고 있다.

지질도 원리는 같다. 지질은 거칠게 말해서 지방을 뜻한다. 지방이라고 꼭 문제가 되는 것은 아니고, 어떤 유형의 지방이냐가 중요하다. 흔히 콜레스테롤이라고 하면 해로운 것으로 알려져 있다. 그런데 콜레스테롤은 세포, 특히 세포벽이 정상적으로 기능하려면 절대로 없어서는 안 되는 요소이다. 또한 에스트로겐이나 테스토스테론 같은 스테로이드 호르몬 생성에도 콜레스테롤이 필요하다. 다만 양이 너무 과하면 심혈관질환의 원인이 된다. 여기서 다양한 유형의 지방에 대해 일장 연설할 생각은 없다. 충분히 직관적으로 알 수 있는 개념이기 때문이다. 가령 아보카도의 지방이

돼지고기의 지방보다 낫다는 말에 반박할 사람이 있겠는가!

지질 섭취 권고량은 하루 열량의 35~40%에 불과하다. 그런데 정작 자기가 하루에 지방으로 공급받는 열량이 얼마인지 아는 사람이 있을까? 나부터도 나의 1일 지방 공급량이 얼마나 되는지 알려줄 수 없다. 모르기 때문이다. 단백질과 탄수화물도 마찬가지이다. 그런데 차라리 잘된 일이다. 모두 의미 없는 것이기 때문이다!

영양 섭취의 단순함을 잘 보여주는 예를 들어보자. 사과 2개와 쿠키 200g에 같은 양의 당분이 들어 있다고 하자. 하지만 양쪽의 당분이 서로 비교할 만한 것이 아니라는 걸 충분히 알고 있지 않은가. 또 아보카도 100g에 함유된 지질의 양은 패스트푸드점에서 파는 너깃 100g에 함유된 것과 같다. 하지만 두 지방 가운데 어떤 것을 권장해야 하는지는 굳이 설명이 필요 없다. 칼로리 계산이 부질없는 이유가 바로 이것이다.

## 죄의식을 떨쳐버려라!

칼로리와 관련해, 미국 여행을 할 때 충격받았던 일이 있다. 점잖은 레스토랑이건, 패스트푸드점이건 모든 요리에 칼로리가 표시되어 있는 점이었다. 처음에는 음식을 서로 비교해서 최상의 선택을 할 수 있겠다 싶어 좋다고 생각했다. 그러다가 이런 방식이 역효과를 낸다는 것을 금세 깨달았다. 패스트푸드점에 간다는 것은 곧 정크푸드를 먹는다는 뜻인 걸 아는데, 주문한 더블 치즈버거가 치킨버거보다 열량이 높다는 것을 알고 죄의식을 느낀다고 좋을 게 뭐가 있을까? 쿠키나 아이스크림 가운데 무엇이 열량이 높은지 대체 왜 알려고 드는가? 특히나 이런 곳에서 어떤 식품을 먹건, 한 끼 열량 차이는 거의 의미가 없다.

레스토랑도 마찬가지이다. 친구나 가족, 연인이 함께 식사하는 시간은 편안하고 즐거운 순간이다. 식사도 그 일부이다. 그런데 열량을 따져가며 메뉴를 골라야 한다고 생각해 보라…. 쓸데없는 스트레스와 죄의식을 유발하는 최고의 방법이 되고 말 것이다. 바로 내가 그랬다. 식당에 갈 때마다 열량에 초점을 맞추면서 공포와 죄의식에 휩싸이곤 했다. 하지만 그러면서도 결국에는 먹고 싶은 것을 먹었다!

이렇듯 열량을 표시해 놓아도 실제적으로는 별 소득이 없다. 그렇다고 오해는 말라. 섭취하는 음식의 균형을 회복하는 동안, 원하는 것을 다 먹을 수는 없으니까 말이다. 다만 칼로리 계산은 절대 하지 말라는 것이다.

## 200kcal를 먹으면 200kcal가 흡수될까?

200kcal의 브로콜리를 먹는 것과 200kcal의 탄산음료를 마시는 것은 결코 같을 수 없다. 이에 대해서는 누구도 이의가 없을 것

이다. 우리 몸은 음식에 따라 흡수하는 열량이 다르다. 가령 200kcal의 아몬드를 섭취했을 때 우리 몸에 공급되는 열량은 20% 적은 160kcal가 된다. 즉 200kcal를 먹지만, 그중 160kcal만 흡수한다는 뜻이다.

왜 그럴까? 우리의 저작운동이 충분치 않아서 모든 지방질을, 따라서 모든 열량을 다 흡수하지는 못하기 때문이다. 이것을 보면, 먹어도 살찌지 않을 수 있다는 것을 또 알게 된다. 간식으로 아몬드나 호두 같은 견과류를 한 줌 — 아몬드나 호두 약 20개 — 정도 먹으면 절대 살이 찌지 않는 것도 이런 이유에서이다. 하지만 아몬드 한 줌 대신 오레오 쿠키 3개나 M&M 초콜릿 1봉지, 스니커즈 초코바 하나를 먹으면 살이 찐다.

### 압박감 제로 다이어트 tip

살을 빼겠다고 **칼로리를 계산하지 말라.**
칼로리라고 다 같은 칼로리가 아니기 때문에
오류를 저지르게 된다.

09

# 하루에 사과 하나씩

윈스턴 처칠이 남긴 유명한 말이 있다.

"An apple a day keeps the doctors away(하루에 사과 하나씩만 먹으면 의사 볼 일이 생기지 않는다)."

매일 사과를 한 개씩 먹으면 건강을 유지할 수 있다는 뜻이다. 옳은 말이다. 그런데 처칠은 과연 그 이유를 알고 있었을까? 사실, 사과는 우리 식단에서 중요한 자리에 두어야 하는 식품이다. 그런데 오늘날 우리가 먹는 사과에는 20년 전의 사과보다 비타민 C가 50배 적게 함유되어 있다는 주장이 심심치 않게 들린다. 안타깝게도 이는 사실이다. 하지만 나쁜 소식이 있으면 좋은 소식도 있는 법. 사과는 비타민 C로만 이루어진 것이 아니며, 건강에 유익한 다른 요소들도 무수히 많이 지니고 있다.

## 사과의 정체를 파악하라

사과는 경쟁 과일인 오렌지와 바나나를 제치고 세계에서 가장 많이 재배되는 과일이자, 프랑스에서 가장 많이 소비되는 과일로 꼽힌다. 영양 측면에서 살펴보면, 사과 100g은 약 13g의 탄수화물을 공급한다. 이는 대략 설탕 2조각에 해당한다. 하지만 당분이라고 다 같은 당분이 아니다. 사과 속 당분은 주로 단순당과 과당으로 구성되어 있어서 혈당을 크게 높이지 않는다. 따라서 사과를 먹어도 살이 찌지 않는다. 심지어 미국당뇨병협회에서는 사과 섭취가 2형 당뇨병 환자들에게 문제를 일으키지 않는다는 보고서도 발표한 바 있다.

여기서 중요한 내용을 정확히 짚고 넘어가자. 주머니 사정이 허락한다면 유기농 사과를 우선시해서 선택하라. 최근 발표된 조사 결과에 따르면, 분석 대상 사과의 80%가량이 최소 1가지 이상의 위험한 살충제에 오염된 것으로 드러났다.[1] 이런 살충제는 껍질을 통과해서 과육까지 오염시키기 때문에 껍질을 깎아 먹어도 충분치 않다. 하지만 주머니 사정이 여의치 못하다면, 사과를 전혀 먹지 않는 것보다는 유기농이 아니더라도 사과를 섭취하는 편이 더 낫다.

## 사과, 허기를 달래고 식욕을 떨어뜨리는 과일

과자나 여타 단 음식은 두세 입만으로도 금세 다 먹게 되는데, 사과는 하나를 다 먹으려면 시간이 걸린다. 과육을 몇 분 동안 열심히 씹어야 하기 때문인데, 그러는 동안 포만감이 생긴다. 다만 포만감이라는 이 화학적 메시지는 식후 20~30분이 지나야만 도착한다는 점을 명심해야 한다. 이렇듯 사과를 먹으면, 우리 뇌는 위가 채워지고 있는 것을 조용히 깨닫게 되므로, 꼭꼭 씹어 먹는 저작이라는 이 단순한 기계적 행동을 통해 식욕이 없어진다.

이뿐만이 아니다. 사과에 함유된 섬유소는 위에서 일종의 젤을 형성해서, 그 역시 포만감을 유발한다.

따라서 사과를 먹으면 식욕도 억제되고 살도 찌지 않으니 일석이조이다.

## 소화관 강화에 좋은 펙틴

펙틴은 사과 껍질과 씨에 들어 있는 섬유소이다. 또한 깍지 콩 같은 채소나 몇몇 건강 보조제에도 함유되어 있다. 펙틴은 소화관을 지나 장내미생물에 의해 소화된다. 소화관 속의 이 균들은 어린아이가 사탕을 좋아하고 즐겨 먹듯 펙틴을 좋아한다. 따라서 펙틴은 어떤 면에서 보면 프리바이오틱스 역할을 한다.

펙틴은 소화관에 비범한 영향을 미친다. 소화기 내벽의 점액 구성을 바꾸는 것이다. 다시 말해, 소화액 분비를 변경한다. 또한 면역력을 높여서 독소가 소화관에 침투하기 어렵게 만든다. 나아가 펙틴이라는 이 섬유소는 항염성도 있다. 생쥐를 대상으로 한 여러 실험 결과[2], 펙틴이 알코올성 간염을 예방하고 회복시키는 것으로 밝혀졌다!

부작용 없이 효과를 느끼려면 펙틴을 — 따라서 사과를 — 정확히 얼마나 먹어야 하는지는 아직 알려지지 않았다. 인체에 과도한 펙틴이 공급되면 해로운 부작용이 생긴다. 펙틴의 양을 장내미생물의 소화력으로 감당할 수 없게 되어, 갈증과 발효를 유발할 수 있고, 복부팽만과 가스가 발생하여 불쾌감이 생길 위험도 있다. 하지만 건강에는 영향을 미치지 않는다.

## 뇌 성장을 돕는 사과

사과의 장점은 여기서 그치지 않는다. 사과에는 채소 안에 자연 상태로 존재하는 영양소, 이른바 식물성 영양소가 함유되어 있다. 이런 식물성 영양소 가운데에는 케르세틴과 DHA라는 이름으로 더 익숙한 고도불포화산이 들어 있다. 과학자들의 연구 결과, 이 두 물질을 생쥐의 뇌세포에 주입하면 뇌세포가 증가하는 것으로 밝혀졌다.[3] 이런 뇌세포 성장 현상을 가리켜 신경발생이라고 한다.

다른 여러 연구에 따르면, 케르세틴은 항산화제뿐만 아니라 천연 항알레르기제 역할을 하는 것으로도 드러났다. 이들 식물성 영양소가 인간에게 가시적 결과를 가져오려면 어느 정도의 양이 필요한지 알려지지는 않았다. 하지만 이 정도 사실만으로도 사과의 비범한 능력을 깨닫는 데에는 충분할 것이다. 그런데 금상첨화로, 매일 사과를 2개씩 섭취하면 나쁜 콜레스테롤이 감소한다는 연구 결과도 있다.[4]

### 압박감 제로 다이어트 tip

사과를 먹으면 **포만감**이 빨리 생겨서
섭취하는 음식량을 조절하기가 수월하다

10

# 아침 식사는 필수가 아니다

## 아침 식사를 둘러싼 괴담

지금까지 살아오면서 아침 식사가 하루 세끼 가운데 제일 중요하다는 말을 귀에 못이 박히게 들었을 것이다. 아침을 거르면 하루를 버틸 수 없고, 그래서 보상심리로 다른 끼니에 훨씬 더 많이 먹게 된다고 말이다.

그런데 명백한 사실이자 상식에 부합하는 듯 보이더라도, 의학과 영양학 측면에서 반드시 그런 것은 아니다. 많은 연구 결과, 체중을 감량하려면 아침을 먹어야 하고, 비만이나 과체중인 사람은 아침을 먹지 않는 사람이라는 것이 입증되었다. 이런 연구들은 버젓이 존재할 뿐만 아니라 사실이기도 하다. 다만 인과관계를 잘 따져봐야 한다. 연구를 진행할 때는 항상 지름길이나 섣부른 결론을 경계해야 한다.

보통 아침을 잘 먹는 것으로 하루를 시작하면 하루 내내 덜 먹게 되어 몸무게가 준다고 생각할 수 있다. 하지만 천만의 말씀이다.[1] 또한 비만인들은 체중을 줄이기 위해 덜 먹으려고 아침을 건너뛰려 한다고도 생각할 수 있다. 반대로는 생각하지 않고 말이다. 마지막으로, 아침을 먹지 않으면 신진대사가 느려지고, 다음 식사 때 더 많은 에너지를 저장하게 만든다고도 생각할 수 있다. 하지만 이는 잘못된 생각이다.[2]

결론적으로 말하자면, 아침 식사를 걸러도 살은 찌지 않는다.[3] 그리고 아침 식사를 한다 해서 살이 빠지는 것도 아니다.

## 식품업계의 발명품, 아침밥

아침 식사는 필수로 챙겨야 하는 끼니가 절대 아니다. 우리 머릿속에 아침을 꼭 먹어야 한다는 생각을 주입한 장본인은 바로 식품업계이다. 그렇게 해서 아침마다 그 초가공 식품, 시리얼을 먹게 만든 것이다. '달걀과 베이컨'으로 대표되는 그 유명한 미국식 아침 식사를 만들어낸 사람은 천재적인 홍보 전문가였던 에드워드 버네이스이다. 1920년대에 여성을 대상으로 담배 판매를 늘리는 임무를 맡은 것도 바로 그였다. 마찬가지 방식으로 그는 베이컨 제조사 비치-너트 패킹 컴퍼니의 의뢰를 받아 이 유명한 아침

메뉴를 성공리에 홍보해내서 급기야 '아메리칸 라이프스타일(American lifestyle 미국식 생활방식)'의 동의어로 만들었다.

## 아침을 달게 먹으면 공복감이 생긴다

아침에 배가 고프지 않으면 억지로 아침밥을 먹지 말라. 그런다고 저혈당에 떨어질 위험은 없다. 우리 몸의 조절 시스템은 워낙 뛰어나기 때문에 설령 음식을 먹지 않아도 비축해둔 당분을 끌어와서 혈당을 일정하게 유지할 수 있다.

반면 어린아이들이 열광하는 시리얼처럼 당분을 과도하게 함유한 음식을 아침에 섭취하면 혈당은 수직상승한다. 이처럼 혈당 스파이크가 일어나면, 인체는 혈당을 안정적인 수준으로 다시 떨어뜨리기 위해 모든 방법을 동원하는 것으로 반응한다. 다량의 인슐린을 분비해서 혈당을 급격히 떨어뜨리는 것이다. 아침을 달게 먹었을 때 오전 11시만 되어도 공복감이 느껴지는 원인이 바로 이렇게 혈당이 급격하게 떨어졌기 때문이다. 따라서 달게 먹으면 허기가 진다는 말은 역설적이기는 하지만 충분히 납득이 가는 이야기이다.

## '필요'인가 아니면 '욕구'인가?

아침 식사는 필수가 아니다. 아침 먹는 것이 습관으로 굳어졌거나, 아침밥이 먹고 싶거나, 특히나 아침을 먹을 필요가 느껴지는 경우에만 아침에 식사하라. 이 경우, 필요와 욕구는 엄연히 다르다.

나는 불과 얼마 전까지만 해도 빈속으로 출근한 적이 없다. 뭐가 되었건 꼭 먹어야만 했다. 주로 먹은 것은 영양 측면에서 별로 유익하지도 않은 페이스트리 빵이나 캔디 종류였다. 아침에 느끼는 공복감이 간밤에 폭식한 패스트푸드 때문이라는 사실을 깨닫기까지는 시간이 걸렸다. 전날 밤에 섭취한 음식은 다음 날 아침에 느끼는 공복감이나 포만감에 영향을 준다. 이 현상에 대해서는 다음 장에서 다시 다루겠다. 이런 경우는 '필요'에 해당한다.

## 아침밥을 꼭 먹어야 하는 사람은 어린아이들뿐

어른들은 아침을 먹지 않아도 되지만, 어린아이들은 모두 아침을 꼭 챙겨 먹어야 한다. 우리 뇌는 무게가 인체 전체 질량의 2%에 불과하지만, 소비하는 에너지는 전체의 20%에 달한다. 따라서 뇌가 기능하려면 연료가 필요하다. 아침밥을 거르는 어린아이들은 뇌에서 혈당이 상대적으로 떨어지면서 지적 수행 능력이 낮아진다. 자녀를 담당하는 교사에게 한번 물어보시라. 담임 선생님은 학급에서 어떤 아이가 아침을 먹지 않는지 잘 안다. 바로 오전 11시쯤 집중력이 떨어지는 아이들이다.

그러므로 어린아이들은 아침에 등교할 때 빈속으로 집을 나서면 안 된다. 어떤 아이들은 막무가내로 아침밥을 거부하는 탓에 강제로 이들을 먹일 수는 없다. 그럴 때는 주저하지 말고 10시쯤 먹을 간단한 간식을 챙겨 보내도록 한다. 비록 많이 부족하긴 하지만, 손쉽게 가져갈 수 있는 사과조림 정도면 좋다. 어떤 간식이 좋을지 모르겠다면, 시판되는 정제된 곡물 가공식품은 피하라. 설탕과 포화지방이 과도하게 함유된 페이스트리 빵류나 브리오슈, 비스킷 같은 것들 말이다. 그 대신, 과일이나 잼을 살짝만 바른 빵 한 조각, 칼슘과 단백질 공급원인 유제품을 가져가게 하라. 주스는 꼭 마셔야 하는 것이 절대 아니다. 마셔서 좋은 점도 거의 없다. 주스를 마시지 않아도 얼마든지 잘 지낼 수 있다. 주스를 주지 않는다고 나쁜 부모가 되는 것은 아니다.

## 수분을 섭취하라!

아침에 잠자리에서 일어나면 음식은 먹을 필요 없지만 수분 공급은 중요하다. 수면 중에도 인체와 기관은 기능을 계속했기 때문이다. 간과 신장은 독소 정화 작업을 했고, 뇌는 심장, 폐, 장과 마찬가지로 활동을 이어갔다.

수분을 공급할 때는 좋아하는 음료수를 섭취하라. 차도 좋고, 커피도 좋다. 이때 설탕을 첨가하지 않으면 이상적이다. 잠을 깨려면 설탕을 넣지 않은 커피를 어김없이 마셔야 하는 나 같은 사람도 있다! 아침밥을 먹지 않기로 했다면, 자동으로 간헐적 단식을 하는 셈이 되는데, 굳이 먹지 않아도 되는 설탕 한 조각을 첨가해서 간헐적 단식을 망치지는 말라. 원래 나는 평생 커피에 설탕 한 조각을 넣어 마셨다. 그러다가 설탕 섭취가 문제가 된다는 것을 깨닫게 되었다. 설탕을 넣지 않기로 결심한 뒤, 처음 며칠은 조금 힘들었다. 하지만 이제는 커피나 차에 설탕을 넣는 것은 상상도 할 수 없게 되었다. 예외는 있다. 특별한 축하 자리나, 초대를 받았거나, 미리 설탕을 탄 커피나 차가 준비되어 있는 경우가 그렇다.

우유의 경우, 젖먹이나 어린아이들은 반드시 섭취해야 하지만, 성인에게는 절대 필요치 않다. 우리가 섭취하는 우유는 너무 기름지다. 특히 호염증성 지방이 풍부하다. 그래도 유제품은 섭취해야 한다. 다만 일반적인 우유보다 훨씬 유익한 요구르트나 치즈 형태로 섭취하도록 한다. 차나 커피는 절대 마시고 싶지 않다면, 적어도 물 1~2잔 마시는 것으로 하루를 시작하라.

## 장점을 찾기 힘든 스무디와 주스

아침 식사를 한다면, 주스나 스무디를 마시는 것은 고려해봐야 한다. 주스나 스무디는 당분 외에는 영양가가 별로 없다는 점을 명심하라. 오렌지 주스 한 잔을 만들려면 오렌지 서너 개가 필요한데, 주스로 만들고 나면 단 몇 초 만에 금세 마셔버리게 된다. 이렇게 되면 위와 뇌에서는 오렌지 서너 개를 섭취했다는 것을 절대 인식하지 못한다. 사실, 우리 몸은 '음료수에는 영양가가 없으며, 적합한 음료수는 물이 유일하다'고 여긴다. 따라서 주스를 마실 때는 주스 마시는 것으로 그치지 않고 마시기 전후에 따로 음식도 섭취하게 된다.

그러니 이제부터는 주스로 만들어 먹을 오렌지 서너 개를 그냥 잘라서 먹자. 잘라놓으면 12~16조각을 먹을 수 있다. — 보통은 그 전에 멈추지만, 아무리 강적이라도 — 10조각 정도 먹고 나면, 배가 부를 것이다. 이런 제안을 하는 이유는 아침마다 신선한 과일주스를 마시지 못 하게 하려는 것이 아니라, 영양 측면에서 주스의 이점이 제한적이라는 사실을 알리기 위해서이다. 슈퍼 스무디도 마찬가지이다. 바나나, 오렌지, 키위, 사과로 만든 스무디를 마시는 것으로는 이 과일들을 하나씩 섭취하는 것과 같은 포만감은 절대로 느낄 수 없다.

## 압박감 제로 다이어트 tip

체중 감량에 도움을 받으려면 아침을 걸러라.

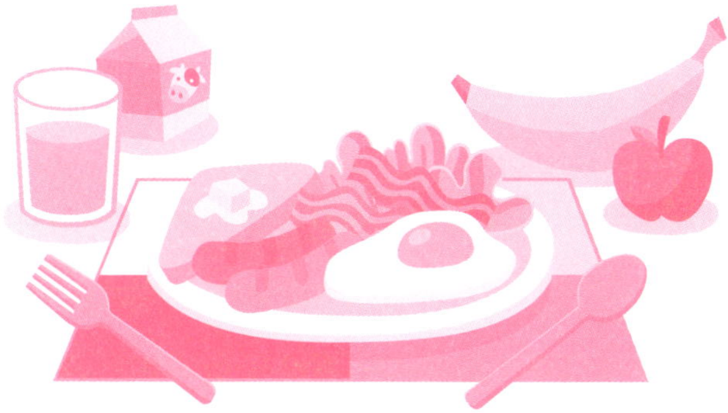

11

# 허기만 느끼게 하는 음식, 패스트푸드

패스트푸드는 한 상 배불리 먹어도 몇 시간만 지나면 배고파 온다는 사실! 삼척동자도 다 아는 사실 아닐까? 하지만 칼로리 면에서는 원 없이 섭취한 상태이다. 햄버거, 감자튀김, 가당 탄산음료에다 입가심용 아이스크림까지 먹으면, 한 끼 열량 공급량은 1,000kcal 가량 된다. 이는 남성이나 여성의 1일 평균 열량 공급량의 절반이 넘는 수준이다. 그렇다면 열량이 이렇게 높은데도 패스트푸드를 먹으면 도대체 왜 이렇게 금방 허기가 지는 걸까?

이번에도 앞서 논했던 원칙을 다시 소환해보자. 열량이라고 다 같은 열량이 아니라는 원칙 말이다.

## 영양 섭취의 최고 파트너, 당 지수(GI)

당 지수는 영양 섭취 문제를 이해하는 데 가장 중요한 요소일 것이다. 당 지수를 관리하면 음식이 우리 몸, 더 나아가 우리 건강에 미치는 영향을 관리할 수 있다.

당 지수는 당질을 함유한 음식을 섭취한 후 2시간 동안 혈당에 미치는 영향을 등급으로 매겨 분류한 것이다. 이 지수는 0에서 100까지 수치로 표시된다. 당 지수가 높은 음식일수록, 즉 100에 가까울수록, 혈당 상승 속도가 빠르다는 의미이다. 당 지수는 음식의 당도와는 상관없다. 가령 어떤 과일이 매우 달다고 해서 당 지수가 높은 것은 아니다. 따라서 식품에 표시된 라벨만 보고 당 지수를 파악할 수는 없다.

## 당 지수는 신체에 어떻게 작용할까?

당 지수가 높은 음식은 음식에 함유된 당분을 소화관에 급격하게 분비한다. 그 결과, 혈당은 매우 빠른 속도로 상승한다. 인체는 온도를 일정하게 유지하는 자동 온도조절장치와 같아서 항상 혈당을 일정하게 유지하도록 한다. 혈당이 떨어지면 저혈당이 오지 않도록 혈당을 끌어올리기 위해 최선을 다하고, 혈당이 높으면 떨어뜨리기 위해 최선을 다한다.

여기서 패스트푸드 이야기로 다시 돌아가 보자. 빵과 감자튀김, 탄산음료 속 당분은 인체에 당분을 대거 유입시킨다. 이에 반응하여 췌장은 혈당을 감소시키기 위해 다량의 인슐린을 분비한다. 이렇게 인슐린이 급격히 다량 분비되면 몇 시간 후 혈당이 급속도로 떨어진다. 이렇게 되면 몇 시간 만에 고혈당 상태에서 정상 혈당, 더 나아가 저혈당 상태가 된다.

## 당 지수와 포만감

이처럼 혈당이 급격히 떨어지면 뇌에서는 당 결핍으로 간주한다. 이 순간 우리는 배고픔을 느끼게 된다. 달리 말하면, 당 지수가 높은 음식을 먹으면 반드시 섭취 후 즉시 공복감이 든다. 반면 당 지수가 낮을수록, 혈당 상승 속도가 느려서 인체가 적응할 시간이 충분하기에 인슐린 분비량이 적다.

이뿐만 아니라, 당 지수가 높은 식품은 뇌의 보상 회로를 작동시킨다. 비만 또는 과체중 환자들을 대상으로 뇌의 반응을 실험했다.[1] 이들을 두 그룹으로 나누어 열량과 영양가는 같지만 각각 당 지수가 높거나 낮은 식단으로 식사를 하도록 했다. 그런 다음, fMRI(Functional magnetic resonance imaging, 기능적 자기공명영상: 혈류와 관련된 변화를 감지하여 뇌 활동을 측정하는 기술)를 촬영해서 뇌 특정 부위의 활동을 탐지했다. 그 결과, 당 지수가 높은 음식을 섭취한 실험 참가자들은 측좌핵이라고 불리는 뇌 부위가 크게 활성화한 것으로 확인되었다. 명칭은 낯설지만, 이 부위는 보상 회로와 욕구와 욕망 호르몬인 도파민의 분비와 관련한 뇌의 핵심 부위이다.

이로써 패스트푸드를 먹으면 왜 그렇게 사기가 올라가는지가 설명된다. 패스트푸드가 꼭 맛있어서 그런 것이 아니라, 다량의 혈당이 분비되다 보니 뇌가 보상 회로를 작동시키는 장난을 치기 때문이다. 그래서 패스트푸드를 먹고 나면 즉시 허기를 느끼게 되는 벌을 이중으로 받게 된다.

## 당 지수가 낮은 식품을 우선시하라

시간이 지나도 포만감을 유지하려면, 끼니마다 당 지수가 낮은 음식을 우선으로 섭취해야 한다. 간단하게, 모든 채소는 당 지수가 낮다고 보면 된다. 낮아도 아주 낮아서 대개 15 미만이다! 반면, 모든 제조 식품이나 가공식품은 대부분 당 지수가 높다.

단백질은 당 지수가 0이라는 사실을 잊지 말자. 단백질에는 당분이 없어서 혈당을 변화시키지 않기 때문이다. 그래서 끼니마다 단백질을 공급하는 것이 중요하다. 마지막으로, 지질과 단백질은 당질의 흡수 속도를 느리게 해서 식품의 당 지수를 떨어뜨린다.

영양 섭취에 왕도란 없다. 어떤 식품이 당 지수가 높다고 나쁜

다거나 당 지수가 낮다고 좋은 것이 아니다. 가령 오븐에 구운 감자는 당 지수가 95이지만, 아이들이 좋아하는 초콜릿 스프레드는 당 지수가 35에 불과하다…. 곰곰이 생각해 볼 지점이다.

### 압박감 제로 다이어트 tip

더 빨리 포만감을 느끼려면,
당 지수가 낮은 음식을 최우선으로 섭취하라.
과일과 채소, 고기 등 일반적으로
비가공 식품들이 여기 해당한다.

12

# 파스타 알 덴테 오 니엔테!
# (알 덴테로 익힌 파스타 아니면 먹지 말라!)

## 조리법과 당 지수

파스타를 먹을 때는 '알 덴테'로 익혀야 한다. 알 덴테란 파스타 면을 삶을 때 푹 익히지 않고, 면 안쪽에서 단단함이 느껴지는 정도로 조리하는 방식이다. 증명할 연구 결과는 없으나 일단 이렇게 해야 맛이 좋기 때문이기도 하지만, 무엇보다도 파스타와 식품의 조리법은 당 지수에 큰 영향을 끼치기 때문이다.

쌀과 마찬가지로 파스타는 전분으로 구성되어 있다. 가열하면 전분은 끊어지면서 호화된다. 가령 쌀을 너무 익히면 풀처럼 점성이 생기는 것과 같다. 이는 전분 분자가 응집되었기 때문이다. 이렇듯 전분이 호화하면 위에 들어가기에 앞서 사전에 소화가 되는 셈이다. 그러면 당분의 일종인 전분은 훨씬 쉽고 빠르게 포도당으로 변환된다. 가열 조리 과정에서 이미 상당한 작업이 이루어졌기에, 우리 소화관은 힘을 적게 들이고도 전분의 결합을 붕괴할 수 있게 된다. 따라서 포도당이 더 빠르게 도착해서 당 지수를 상승시킨다.

결론적으로, 식품을 많이 익힐수록 당 지수가 상승한다. 이것은 매우 중요한 정보이다. 왜냐면 같은 식품, 같은 양이라도 조리법에 따라 당 지수가 높아지지기도 하고 낮아지기도 하기 때문이다.

## 전분 노화의 힘

파스타나 쌀을 너무 많이 익혔더라도, 다행히 되돌릴 가능성은 있다. 노화라고 하는 과정 덕분이다. 이건 또 뭐냐고 걱정할 필요 없다. 한마디로 노화란 호화의 반대이다. 전분은 다시 차가워지면 거의 처음 상태로 돌아간다. 달리 말하자면, 여러분이 먹던 음식이 식어버리거나 쌀밥을 냉장고 안에 넣으면 당 지수가 정상으로 돌아가는 것이다.

예를 들어보자. 알 덴테로 익힌 스파게티의 당 지수는 약 45 정도로 낮은 편이다. 그런데 이 파스타를 몇 분 더 익히면 당 지수는 65로 훌쩍 올라간다! 하지만 익힌 파스타를 냉장고에 넣어 식힌 후 샐러드로 차갑게 먹으면 당 지수가 낮아진다.

마지막으로, 반드시 금해야 하는 것은 3분 '급속 조리' 파스타이다. 이 파스타의 당 지수는 훨씬 더 높기 때문이다. 실제로 이 제품들은 훨씬 가는 파스타로 만들었기 때문에 훨씬 빨리 익는다. 이런 파스타를 먹으면 알 덴테로 조리한 정통 파스타보다 포만감이 적게 생긴다.

끝으로 덧붙이고 싶은 중요한 사항이 하나 있다. 파스타건 쌀이건, 통곡물 식품을 우선으로 섭취하라. 통곡물은 당 지수가 상대적으로 낮고, 섬유질이 훨씬 풍부해서 영양가가 높기 때문이다.

## 감자도 잊지 말자

조리법에 따라 당 지수가 달라지는 식품은 파스타와 쌀만이 아니다. 감자도 마찬가지이다. 감자는 조리법에 따라 당 지수가 어마어마하게 달라진다. 껍질째 물에 삶은 감자의 당 지수는 65인 반면, 감자 퓌레의 당 지수는 90이다. 하지만 이런 감자 퓌레라도 영양 측면에서 보면 당 지수가 95에 달하는 감자튀김보다는 더 유익하다. 다만 이 책에 언급된 모든 개념이 다 그렇듯, 당 지수 역시 절대적인 기준이 아니다. 영양 섭취에 관해서는 절대적인 진리도, 금기 사항도 없다!

## 압박감 제로 다이어트 tip

파스타나 쌀을 조리할 때 **시간**을 잘 조절하면,
충분히 즐기면서도 몸무게는 크게 늘지 않는다.

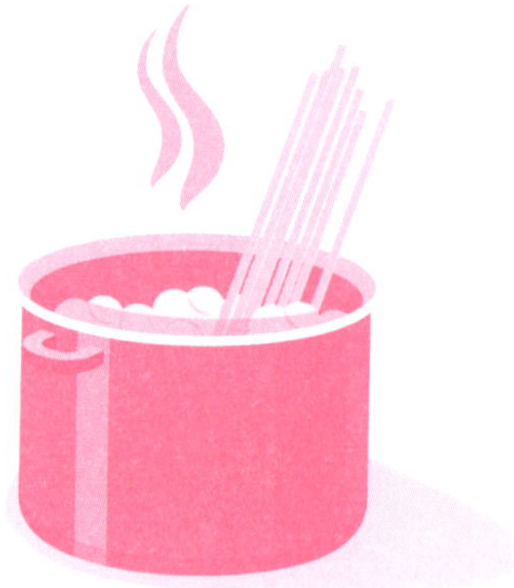

13

# 과일과 채소는 얼마든지

사람들이 가지고 있는 영양 섭취에 관한 절대적인 믿음을 바꿔야 한다는 주장은 이번 장에서도 계속된다. 많은 전문가가 무엇이든 과하게 먹으면 살이 찐다고들 한다. 하지만 과일과 채소를 실컷 먹어서 살이 쪘다는 사람이 있으면 나와 보라. 과일과 채소를 많이 먹어서 살찐 사람은 아무도 없다. 오히려 살을 빼는 데 도움이 된다.

## 과일 속 좋은 당분, 과당

과일은 당분을 함유한다 — 이는 누구에게도 비밀이 아니다. 다만 과당이라고 불리는 특별한 당분을 갖고 있다. 초가공 식품에 들어 있는 과당은 금지 대상이지만, 과당을 과일 속 자연 상태로 섭취할 때는 아무런 문제가 되지 않는다. 이런 과당은 특히 과일에 함유된 섬유질 덕분에 간에서 매우 느리게 흡수되기 때문이다. 과일에는 비타민도 풍부하고, 수분과 미네랄도 풍부하며, 대부분 열량도 매우 낮다. 따라서 과일은 그 어떤 케이크나 과자, 가공식품과도 견줄 수 없는 식품이다.

그래도 분명히 짚고 넘어가야 할 점이 있다. 케이크에 더해 과일을 추가로 먹으면 살이 찐다는 사실이다. 둘 중 하나를 선택해야 한다. 마찬가지로 당뇨병을 앓고 있다면, 한 번에 바나나 3개를 먹거나 포도 500g을 먹으면 당연히 혈당이 급상승한다. 따라서 식습관에 관한 관점을 조금씩 바꾸어야 한다.

## 디저트로 과일을 먹는 좋은 습관을 들여라

욕구불만에 허덕이면서 디저트나 간식을 끊기보다는 과일 한두 개를 먹도록 하라. 섭취한 과일은 분명 어느 순간 우리의 총열량을 늘릴 것이다. 하지만 이렇게 과일을 먹지 않으면 언제고 단 음식이 먹고 싶어진다. 그러면 초가공 식품에 눈이 돌아간다. 지방으로 변환되는 당분만 공급하는 케이크나 페이스트리로 말이다.

냉동시킬 수 있는 비교적 값이 저렴한 제철 과일을 적극적으로 애용하라. 나는 무화과를 정말 좋아한다. 무화과에는 철분과 포타

슘, 구리, 비타민 B군, 섬유질이 풍부하다. 과육과 껍질에는 심혈관질환을 예방하는 많은 항산화물질이 들어 있다. 무화과는 7월부터 10월까지가 제철이다. 그래서 한겨울이나 봄에도 무화과를 즐기기 위해 냉동해서 저장해둔다. 가열과 달리 냉동은 비타민과 미네랄을 그대로 보존할 수 있어 장 보러 갈 시간이 없는 사람들에게는 제철과 상관없이 사시사철 과일을 맛볼 수 있는 좋은 방법이다. 이를 위해서는 과일을 대량으로 구입하고, 자리를 조금 차지하긴 하지만 냉동고만 마련해두면 된다.

말린 과일은 금기가 아니지만, 여기에는 수분이 없어서 당분 농도가 훨씬 높다는 사실을 명심하자!

## 끼니마다 채소를 섭취하라

채소도 마찬가지이다. 채소는 제아무리 실컷 먹어도 살이 1g도 찌지 않는다. 따라서 끼니마다 채소를 섭취해야 한다. 섭취량은 중요치 않다. 하지만 많이 먹을수록 좋다.

여러 과일을 먹어서 모든 장점을 누리고 싶다면, 접시 위에 다양한 색의 과일이 오르게 한다. 알록달록할수록 먹고 싶은 마음이 더 생긴다. 만약 흰 살 생선과 아스파라거스 4개를 섭취하라고 제안한다면 아마도 '그렇게 먹으면 너무 심심하다'고 답할 것이다. 맞는 말이다. 그런데 이 아스파라거스 옆으로 오븐에 구운 토마토와 렌즈콩, 브로콜리를 곁들이는 순간, 접시 위 풍경이 확 달라진다. 다양한 음식이 접시 위에 놓이면서 먹는 즐거움이 생기는 것이다. 게다가 이런 비법은 딱히 요리 재능이 필요하지도 않다! 원한다면 소량의 감자튀김을 추가해도 좋다.

마지막으로, 한 가지 조언을 하고 싶다. 맛있는 까르보나라 또는 볼로네즈 파스타를 즐기기 위해 레스토랑을 찾을 경우, 주문하면서 파스타 양은 조금 줄이고 그 옆에 약간의 채소를 곁들여달라고 하라. 이렇게 하면 파스타도 즐기면서 채소의 장점도 누릴 수 있다.

## 압박감 제로 다이어트 tip

채소를 먹음직스럽게 보이게 하려면,
접시 위에 담은 음식 색상을 **알록달록**하게 만들라.
**다양한 색상의 음식으로 준비된 식사**는
**즐거움과 건강을 보장**한다.

# 14

# 디톡스 식단은 금물!

간, 신장, 신체를 디톡스한다? 이런 달콤한 거짓 약속을 남발하는 몇몇 식단이나 제품, 음료는 송년회나 휴가철을 앞둔 때가 되면 어김없이 등장한다. 이들이 표방하는 기법은 언제나 같다. 특정 식품에 올인하는 방법으로 인체의 독소를 제거하는 것이다. 마치 일년 내내 — 혹은 일평생 — 축적된 일탈이 단 며칠간의 다이어트만으로 사라질 수 있기라도 할 것처럼 말이다! 이것은 신기루에 불과할 뿐만 아니라, 오히려 체중을 증가시키는 지름길이다.

## 조급해하지 말라!

몇 kg — 또는 훨씬 그 이상 — 살을 빼야 하는 처지라고 하자.

이 경우, 쉽고 빠르게 효과를 볼 것 같은 식단의 유혹에 넘어가지 않으려면 어떻게 해야 할까? 바로 이 지점에서 몇 번이고 되풀이해서 강조하고 싶다. 큰 폭으로 급격한 체중 감량을 약속하는 식단은 효과가 없거나 위험하다! 일반적으로, 증가한 체중은 수개월, 더 나아가 수년에 걸쳐 찐 살이다. 이것을 단 몇 주 만에 빼겠다는 것은 곧이어 그 유명한 요요 현상을 불러와 뺐던 살을 다시 찌게 하는 최고의 방법이다.

## 제약은 욕구불만을 부른다

디톡스 식단은 평소 먹는 음식 가운데 많은 것을 없애고 그 대신 며칠 동안, 혹은 극단적인 경우, 몇 주 동안 식물성 식품을 통째로 먹거나 주스 형태로 섭취하는 것이다. 어떤 음식을 선정할지는 기분과 영감에 따라 결정한다. 사과 식단이나 시금치 식단, 양배추 식단, 브로콜리 식단, '독소 배출' 차 등 다양하다.

일반적으로 이렇게 언급되는 식품은 모두 건강에 유익하다. 문제는 그 밖의 다른 식품을 제한하는 데 있다. 식단에서 전분질과 당분, 동물성 단백질을 일체 제거한다고 생각해 보라. 열량이 제한될 테니 자동으로 체중은 줄어들 것이다. 당근이나 사과를 아무리 많이 먹어도, 신체가 정상적으로 기능하는 데 필요한 열량은 얻지 못한다. 따라서 이런 저열량 식단을 하면 살이 빠진다.

문제는 이런 방법으로 체중이 줄어드는 이유가 단백질 결핍으로 근육량이 감소했기 때문이라는 데 있다. 지방보다 무게가 더 나가는 근육이 줄어드니까 자연히 체중이 주는 것이다. 사실 이 방법은 체중 감소 속도가 빠르고 감량이 큰 만큼 의욕도 불타게 된다. 전적으로 균형이 깨진 이런 제한적인 식생활을 하면 어쨌든 체중이 줄기 때문에 '효과가 있다'라는 착각이 든다. 적어도 당장에는 그렇다.

하지만 '정상적인' 식생활로 돌아가는 순간, 우리 인체는 최선을 다해 잃었던 열량을 저장하려 든다. 그러면 최선의 경우 체중은 감량했던 만큼 원래대로 돌아가거나, 최악의 경우 이보다 몇 kg 더 증가하게 된다. '원푸드' 디톡스 다이어트를 하는 경우 특히 더 그렇다.

## 원통한 '원푸드 다이어트'

원푸드 다이어트는 일정 기간 단 한 가지 음식만 먹는 다이어트법을 말한다. 다이어트 기간은 운 좋은 사람이라면 며칠, 무모한 사람이라면 몇 주로 다양하다. 이런 원푸드 다이어트는 2016년 미국의 어느 마술사가 '획기적으로' 체중을 감량한 뒤 유행이 되었다. 그는 2주간 하루에 감자 5개만 먹고서 8kg 이상을 뺐다! 이 단계를 거친 뒤, 그는 영양사의 도움을 받아 거의 50kg을 감량하는 데 성공했다. 그런데 이 대목에서 마술이 농간을 부렸다. 사람들이 감량된 체중 전체가 원푸드 다이어트 때문이라고 믿게 된 것이다. 하지만 그의 다이어트 성공의 비밀은 사실 훌륭한 영양사의 후속 조치 덕분이었다.

디톡스 치료법과 마찬가지로, 원푸드 다이어트도 며칠 만에 놀라운 결과를 낳는다. 이는 수분과 근육이 감소하기 때문이다. 이렇게 빠진 체중은 며칠 뒤, 혹은 운이 좋으면 몇 주 지난 뒤에 다시 원상복구된다. 모든 디톡스 식단과 마찬가지로 결핍 기간이 끝나자마자 우리 신체는 빠졌던 살을 복구하면서 기운을 차리게 된다.

게다가 이 과정에서 겪게 될 욕구불만은 또 어떻게 할 것인가? 욕구불만 탓에 당연하게도 그동안 먹지 못했던 것은 모두 먹고 싶어질 것이다. 따라서 이 다이어트법이야말로 되레 살을 더 찌게 만드는 최고의 방법이다.

## 디톡스로 인체가 누리는 가짜 혜택

디톡스를 하면 몸이 정화되고, 장이 휴식을 취하고, 간이나 신장에서 악성 독소가 제거된다는 이야기를 여기저기서 접할 것이다. 모두 거짓말이다. 우리 몸속의 장은 휴식이 필요하지 않다. 오히려 일해야 한다. 일한다는 것은 건강하다는 증거이다. 우리 몸속 장기도 마찬가지이다!

마이크로바이옴이라고 불리는 소화관 속 세균은 우리가 공급하는 음식을 먹고 산다. 그렇다고 오해하지는 말라. 식생활을 점검하고, 섬유질이 풍부한 식품에 함유된 좋은 세균을 공급하면서 장을 아낄 필요가 없다는 뜻이 아니다. 다만 너무 제한을 두지 말라는 말이다. 충분히 다양한 음식을 섭취해서 우리 마이크로바이옴 속 세균을 충족시키기만 하면 된다.

따라서 원푸드 다이어트나 디톡스 식단을 하면 애석하게도 우리 마이크로바이옴은 균형이 깨져버리는 경향이 있다. 우리 몸은 무엇이든 소량을 합리적으로 다 먹도록 만들어져 있다. 따라서 이렇게 골고루 먹으라는 권고를 따르지 않으면 생리적 측면에서 우리 몸은 중대한 기능 이상에 노출된다.

## 간에 초점을 맞추라

모든 디톡스가 그렇지만, 그런 방법으로 간을 해독하는 것은 아무 소용이 없다. 하지만 우리 몸의 진정한 해독 공장 역할을 하는 간을 착취하지 않는 것이 중요하다. 알코올이나 당분이 첨가된 탄산음료, 기름기 있는 음식 섭취를 절제해야 한다. 간은 이 이상으로 대단한 것을 요구하지 않는다. 그러니 기적을 부르는 식품의 도움을 받을 필요는 없다.

## 압박감 제로 다이어트 tip

원푸드 다이어트나 디톡스 식단은 무엇이건 멀리하라.
이런 방법은 빠진 살보다 더 많이 찌게 만든다.

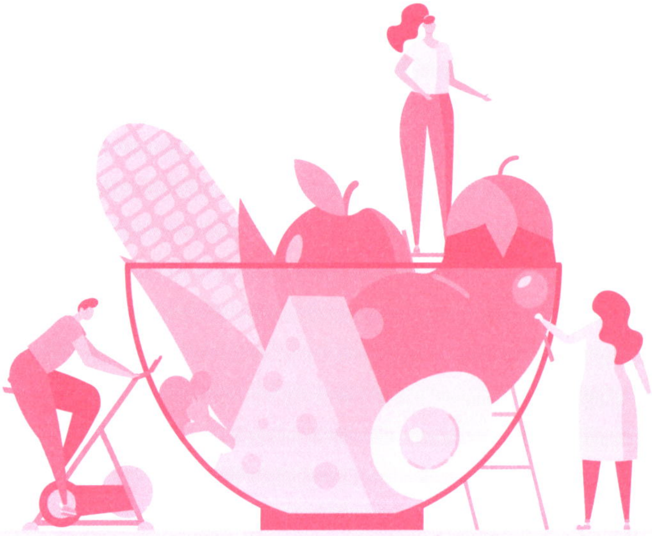

15

# 건강보조식품

## 건강보조식품, 과연 체중 감량에 유용할까?

영양 섭취와 관련해서는 비법이니, 기적의 식품이니 하는 것은 없다. 건강보조식품이나 식욕억제제도 예외가 아니다. 나는 건강보조식품 섭취를 권장하지 않는다. 단순하지만 그만한 이유가다 있다. 원칙적으로 건강보조식품은 어디까지나 '보조' 역할만 하기 때문이다. '보조' 식품은 균형 잡힌 식생활을 보조하는 용도이다. 실제로 살을 빼려고 진료실을 찾아오는 환자들을 수없이 만나본 결과 이들이 신체활동도 하지 않고, 수면 건강도 나쁘고, 불균형한 식생활을 한다는 것을 알게 되었다. 따라서 이들에게는 '보조' 식품이 필요한 것이 아니라, 생활방식 전반의 균형을 회복하는 것이 먼저이다.

일반화하기는 어렵지만, 이들에게서 확인한 공통적인 특성은 하나같이 체중 감량이나 좋은 컨디션에 도움을 줄 수 있는 건강보조식품이나 비타민을 찾는다는 사실이다. 기본적으로 나는 이들을 이해하고, 이들이 자신의 건강을 돌보려고 노력하는 것은 전적으로 옳다고 본다. 하지만 건강보조식품을 섭취하면서도 자신의 생활방식 전반을 돌보지 않는다면 아무런 긍정적인 효과도 생기지 않는다. 이런 개념이 완전히 이해되었다면, 식욕억제제로 쓰이는 크롬 이야기로 넘어가자.

## 크롬이라는 특수 케이스

생명 유지에 없어서는 안 되는 필수 무기질인 크롬은 지질과 당질의 신진대사에 중요한 역할을 한다. 혈당을 낮추는 호르몬인 인슐린의 원활한 작용에 관여하고 인슐린 조절 능력을 향상시킨다. 이런 방식으로 크롬은 인슐린과 혈당 스파이크를 완화해준다.

크롬 보충제는 콜레스테롤과 당뇨 환자의 공복 혈당에 긍정적인 영향을 주는 것으로 입증되었다.[1] 한 연구에 따르면, 실제로 크롬 덕분에 나쁜 콜레스테롤이라 불리는 중성지방이 감소하고 좋은 콜레스테롤이라 불리는 HDL(고밀도 콜레스테롤)이 증가했다. 이 실험에 사용된 크롬의 용량은 200㎍, 즉 작은 주사액 분량이었다. 실험 결과 아무런 부작용도 발견되지 않아서 내약성이 좋은 것으로 드러났다. 물론, 장기적으로 무해성을 확인하는 연구 결과가 나와야 할 것이다.

이 밖에도 다른 다수의 실험에서도 당뇨 환자들을 대상으로 이 무기질이 혈당과 콜레스테롤에 긍정적 영향을 주는 것으로 확인되었다.[2] 또한 2형 당뇨병을 앓는 환자들에게 코엔자임 Q10과 비타민 C와 E를 보충하면 이 역시 혈당 조절 능력을 향상하는 것으로 보인다.[3]

## 크롬과 당분에 대한 충동적 욕구

제대로 먹었는데도, 배고플 아무런 이유가 없는데도, 참을 수 없을 정도로 당이 당기는 순간을 경험해봤는가. 설명할 수 없는 이런 욕구 때문에 부엌 찬장으로 달려가 달콤한 캔디나 케이크, 초콜릿 바를 찾았던 기억들 말이다. 이런 욕구를 가리켜 '충동'이라 부른다. 이 같은 충동은 반복되면 우리 뇌와 신체 기관 전체에 습관으로 각인된다. 우리 뇌에는 각성과 수면을 결정짓는 생체시계가 존재한다. 이 생체시계 덕분에 매일 거의 같은 시간에 잠들고 잠에서 깬다. 우리 생체 요소 전체가 바로 이 생체시계에 의해 조절된다.

가령 매일 밤 10시에 야식을 먹는 습관이 들면, 우리 몸은 이 루틴에 적응하게 된다. 그 결과, 9시 30분경이 되면 간이 일하기 시작한다. 30분 후에 열량을 마구 섭취할 것을 알기 때문이다. 이렇게 음식물 섭취를 예상한 간은 인슐린을 생성하기 시작한다. 이에 따라 우리는 상대적 저혈당 상태가 된다. 즉 실제로 저혈당에 빠지는 것은 아니지만, 혈당이 감소하면서 공복감을 느낀다. 이렇게 생체가 가동하면서 허기가 자리를 잡는다. 그러면 우리는 음식을 먹게 되고, 이런 식으로 악순환이 이어진다.

이 악순환의 고리를 끊기 위한 전략은 여러 가지가 있을 수 있다. 먼저, 버티는 방법이 있다 — 하지만 솔직히 말해 참 어려운 방법이다. 그렇다면 다른 건강한 음식을 먹는 방법이 있다. 당근 한두 개나 양젖으로 만든 요거트 등이 좋다. 아니면 차를 우려 마시거나 크롬 앰플 한두 개를 섭취하면 된다.

실제로 크롬은 공복감과 군것질, 당 충동을 조절하는 특성이 있다.[4] 밤 10시만 되면 단 것이 당긴다면, 한두 시간 전에 크롬 앰플 두 개를 섭취하라. 이렇게 하면 부분적으로 혈당 변화로 인한 당 충동은 일지 않게 된다. 알다시피 크롬은 인슐린과 혈당을 조절해서 큰 폭의 변화가 생기지 않게 해주기 때문이다. 크롬은 야식 먹는 습관이 없어질 때까지 며칠 또는 몇 주간 섭취해도 된다.

## 압박감 제로 다이어트 tip

건잡을 수 없는 야밤의 식욕에 맞서기 위해
습관적으로 당 충동이 생기는 시간보다 2시간 전에
크롬 앰플 한두 개를 섭취하라.

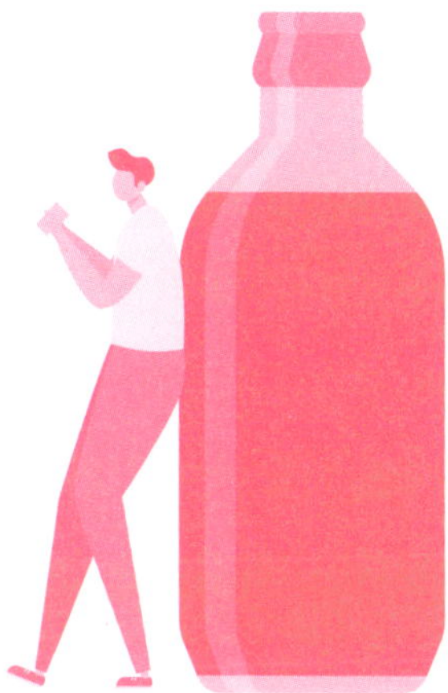

16

# 최고 강적, 당(糖)

당(糖)이라는 글자를 보기만 해도 우리 뇌는 벌써 기분이 좋아진다! 하지만 몸매에는 그다지 좋지 않다. 문제는 지난 50년간 우리의 당 섭취량이 3배 증가했다는 것이다. 이에 발맞춰 비만도 나란히 증가했다. 그렇다면 이들 사이에 인과관계가 있다고 보아야 할까? 당연하다. 그렇다면 당 섭취를 중단해야 할까? 당연히 아니다.

## 당(糖)이란 무엇인가?

당이라고 하면 단맛을 내는 설탕을 먼저 떠올리지만, 사실 당에는 여러 유형이 있다. 우리가 살아가려면 당이 필요하다. 특히 당질은 꼭 필요하다. 인체의 첫 번째 에너지원이 되는 당질은 주로 우리가 섭취하는 당에서 유래한다.

당은 여러 종류로 분류할 수 있다. 흡수 속도가 빠른 당 또는 느린 당, 단순당 또는 복합당, 천연 당 또는 가당 등으로 나눈다. 이들은 포도당, 과당, 자당, 갈락토스, 유당, 다당류 등 훨씬 복잡하고 다양한 명칭으로 나뉘는데, 여기서는 이렇게까지 자세히 들어가지는 않겠다. 이런 이름을 외워도 별 이득이 없기 때문이다. 그보다는 이들이 건강에 어떻게 유익하거나 해로운 역할을 하는지 이해하는 것이 중요하다.

일상적으로 섭취하는 식품 속에 들어 있는 주요 당을 열거하라면 포도당, 과당, 자당, 유당을 꼽는다.

포도당은 단맛이 나는 대부분의 식물성 식품 — 과일, 꿀, 일부 채소 — 안에 들어 있을 뿐만 아니라 체액, 그중에서도 주로 혈액 속에 자유로운 상태로 존재하기도 한다.

과당은 자연 속에 매우 널리 분포한다. 특히 과일에 많고 여러 채소에서도 발견되는데, 뿌리의 이눌린이나 몇몇 식물 — 아티초크, 양파, 치커리, 돼지감자… — 의 덩이줄기에 존재한다.

보통 '설탕'이라 불리는 자당은 과당 1단위와 포도당 1단위의 결합으로 이루어져 있다. 자당은 당과 폴리올, 강한 감미료의 단맛을 규정할 때 잣대로 삼는 기준이 되는 당이다.

유당과 갈락토스는 유제품에 자연 상태로 존재하는 당이다.

식품 속에 함유된 당을 지칭하는 명칭들은 다양하다. 가령 전화당, 포도당 시럽, 과당 시럽, 농축 주스, 과일시럽, 즙, 꿀 등이다.

## 우리는 왜 당이라면 사족을 쓰지 못할까?

수천 년의 진화가 이루어졌지만, 우리 소화관과 뇌는 여전히 원시의 모습을 간직하고 있다. 우리 조상들에게 당은 희귀한 식량이었다. 예전에는 지금처럼 당을 흔하게 섭취하지 못했다. 그래서 단 음식을 먹으면 늘 즐거운 것도 부분적으로는 이런 이유 때문이다. 말하자면 우리 뇌는 조상들의 당 관련 식이요법을 기억하고 있는 셈이다. 제아무리 상다리가 휘어지게 식사를 마쳤더라도 항상 디저트 먹을 배는 남아 있는 이유도 이 때문이다. 진수성찬을 먹었더라도 초콜릿 무스를 먹는 일은 어렵지 않다. 반면 연어와 아스파라거스로 식사를 마친다는 것은 상상도 할 수 없다. 우리는 당을 사랑할 수밖에 없게 프로그래밍 되어 있다.

## 당(糖), 드세요!

알고 있는가, 당을 끊는 것은 살찌는 최고의 방법이다. 이는 몇몇 환자들에게서 직접 목격한 일이다. 식단에서 당을 배제하면 당장 체중은 줄지만, 욕구불만을 피할 수 없어 결국에는 욕구를 참지 못하고 무너지고 만다. 시간문제일 뿐이다. 결과적으로 초콜릿 한 조각만으로 즐거움을 누리는 대신, 초콜릿 한 판을 다 먹게 된다.

그렇다고 아무렇게나 행동해서는 안 된다. 당을 이야기할 때는 양과 질, 두 요인을 모두 고려해야 한다. 양적인 측면을 보면, 세계보건기구는 하루 열량 공급량 가운데 당에서 공급받는 열량을 10%로 제한하고 있다. 하루 2,000kcal의 열량을 섭취하는 성인이라면, 하루의 당 섭취량은 50g 이하여야 하고, 하루 1,600kcal를 공급받는 아동은 하루의 당 섭취를 40g으로 제한해야 한다. 참고로, 각설탕 1개의 무게가 약 6g(우리나라의 경우, 약 3g — 옮긴이)이고, 330ml 탄산음료 1캔의 당 함량은 평균 35g이다. 이 말인즉슨, 세계보건기구의 권고량은 너무나 쉽게 초과될 수 있다는 뜻이다.

한 조사 결과에 따르면, 프랑스인의 40%는 이 권고량 이상의 당을 섭취한다고 한다.[1] 어린아이들 역시 권고량을 훌쩍 뛰어넘어 하루 평균 67g을 섭취하는 것으로 나타났다! 프랑스 국립식품환경노동위생안전청(ANSES)에서 발표한 보고서에 따르면 — 유당과 갈락토스를 제외한 — 하루의 당 섭취량이 100g을 상회하는 프랑스인이 전체의 20~30%에 달한다고 한다. 프랑스에서 비만 인구가 증가하는 이유를 쉽게 짐작할 수 있는 대목이다. 그야말로 식습관 — 그리고 움직이지 않는 생활 — 을 통해 내일의 비만 환자를 양성하고 있는 것이다.

## 당이라고 다 같은 당이 아니다

열량이 그렇듯, 어떤 음식이건 상관없이 당 1g은 다 같은 당 1g이라고 생각하기 쉽다. 그런데 사실은 그렇지 않다.

가령 사과 100g에는 약 10g의 당이 함유되어 있는데, 사과주스에도 정확히 같은 비율로 들어 있다. 하지만 사과 속 당은 가당 음료의 당과는 완전히 다르다. 우선, 사과는 씹어야 해서 천천히 먹게 되어 포만감을 많이 주기 때문에 사과를 먹을 때는 당 10g을 섭취해도 혈당이 거의 올라가지 않는다. 반면 사과주스는 단숨에 마셔서 섭취하는데, 우리의 유구한 뇌에서는 음료수를 우리 몸에 필요한 영양소로 간주하지 않는다. 우리 조상들은 마실 것이라고는 기껏해야 물밖에 접할 수 없었을 테니 말이다. 그 결과, 음료수는 수분 공급용일 뿐이지 배를 채워주는 음식으로 인식되지 않는다. 그래서 주스는 아주 손쉽게 여러 잔 마실 수 있지만, 사과는 3개쯤 먹고 나면 배가 부르고, 심하면 질려서 구역질이 날 지경이 된다.

## 선입견은 금물!

단 음식을 먹는다고 당뇨병에 걸리는 것이 아니다.

2형 당뇨병은 주로 유전적 소인 때문에 발병하는데, 대개 비만하거나 과체중인 경우가 많다. 그런데 당을 많이 섭취한다고 다 당뇨병을 앓게 되는 것은 아니다. 다만, 주로 지방 축적이 원인이 된 과체중은 혈당을 떨어뜨리는 호르몬인 인슐린의 기능을 저해한다. 따라서 같은 양의 당을 감소시키기 위해 더 많은 양의 인슐린이 필요하게 되는 셈이다. 이러한 인슐린 저항성은 시간이 지나면서 인슐린 생성 기능을 떨어뜨려서 결국에는 당뇨병을 발병시킨다.

## 당 섭취를 제한하는 것은 필수다

살이 찌는 것을 떠나서 당은 건강에 해롭다. 이는 모든 연구 결과에서 입증된 사실이다. 하버드대학교 연구진은[2] 미국인들의 가공식품 당 섭취량을 20%, 가당 음료 당 섭취량을 40% 줄이는 모델을 제시했다. 이렇게 미미하게 당 섭취를 줄이는 것만으로도 250만 건의 뇌경색과 심근경색, 뇌혈관 질환, 심장마비, 75만 건의 당뇨병, 약 50만 건의 심혈관질환 사망을 예방할 수 있으며, 수십억 유로에 달하는 보건 지출을 절감할 수 있다고 한다. 자, 그렇다면 망설일 필요가 있을까?

## 당 중독

자당은 입속 단맛 수용체를 활성화하여, 뇌에서 도파민이라는 화학물질을 분비하게 한다. 도파민은 뇌 신경세포의 흥분을 전달하는 신경전달물질이자 호르몬의 하나로, 쾌감이나 즐거움 등과 관련된 신호를 전달하는 것으로 알려져 있다.

우리가 보상 자극에 노출되면, 뇌는 도파민을 분비하는 것으로 반응한다 — 그래서 흔히 도파민을 '보상' 화학물질이라고 부른다. 도파민의 보상 효과는 주로 쾌락과 보상에 관련된 뇌 부위에 나타난다.

보상은 우리의 행동을 지배한다. 다시 말해, 우리는 도파민 분비를 야기하는 행동을 반복하게끔 된다. 그러한 도파민의 압박으로 우리가 정크푸드 같은 음식을 찾게 되는 것이다.

### 압박감 제로 다이어트 tip

자신의 건강과 체중 관리를 위해
가능한 한 **당 섭취를 제한**하라.

17

# 초가공 식품과의 전쟁

이번 장은 이 책 전체를 통틀어 가장 중요한 부분이다. 여기에는 살이 찌고 빠지고의 문제를 초월한 내용이 담겨 있기 때문이다. 음식은 인체를 구성하는 모든 세포와 기관에 긍정적이건 부정적이건 영향을 미친다. 초가공 식품 위주의 식생활은 거의 모든 만성질환, 즉 고혈압, 당뇨병, 심혈관질환, 그리고 몇몇 암의 원인이거나 발병을 촉진하는 역할을 한다. 따라서 식탁에서 초가공 식품을 금하는 것이 자신과 자녀의 건강을 위해 가장 시급하게 해야 할 일이다.

## 초가공 식품이란 무엇인가?

초가공 식품이란, 자연 상태에서는 존재하지 않는 재료를 최소한 한 가지 이상 함유한 음식이나 음료를 말한다. 제조 식품에 첨가되는 이런 재료는 워낙 많아서 목록을 만들기가 거의 불가능할 정도이다.

여기에는 첨가물뿐만 아니라 정제유, 천연 추출물과 천연향료, 합성향료, 포도당 시럽 등이 해당한다. 이들 화학물질 덕분에 식품업계는 매우 저렴한 비용으로 식품의 질감이나 색상, 냄새까지 나아지게 할 수 있다. 대개 햄은 핑크보다는 회색이며, 원래 상태라면 겨우 며칠 동안만 보존되는 식품인데, 이런 식으로 햄에 아질산염을 첨가해서 핑크빛이 나게 하고, 더 오래 보존될 수 있게 만든다. 이렇듯 업계에서는 기발한 — 그리고 정직하지 않은 — 여러 방법을 동원해서 이윤 폭은 늘리면서도 소비자들이 맛있거나 건강에 해롭지 않은 제품을 섭취한다고 믿게 만든다.

이런 사례는 얼마든지 있다[1]. 가령 잘게 조각낸 햄 가공품에 함유된 덱스트로스라는 당 첨가물이나 일부 다진 고기에 첨가된 완두콩과 대나무 섬유… 등이 있다. 이런 식품 첨가물들은 단순히 '첨가'되기만 하는 것이 아니라, 건강에 해로운 강력한 물리적, 화학적, 생체적 가공을 거친다. 바로 이런 방식으로 훨씬 더 독성이 강한 새로운 화합물인 '신생 화합물'이 만들어진다.

## 초가공 식품을 판별하는 방법은?

먼저, 간단한 노하우가 있다. 제품 포장에 표시된 원재료명 목록이 길수록 초가공 식품으로 의심할 만하다. 원재료명이 5개가 넘으면 그냥 지나쳐야 한다. 초가공 식품일 가능성이 75%이기 때문이다.

마찬가지로 부엌이나 슈퍼마켓에 있는 식품의 원재료명이 무엇인지 파악이 안 된다면 그냥 지나치기를 바란다. 식품첨가물은 말토덱스트린, 하이드롤리세이트 등 대체로 복잡한 이름을 하고 있다.

제품 포장지에 적혀 있는 '저당', '풍부한 섬유질'과 같은 문구는 무시하라. 가령 '저당' 식품은 원래와 같은 단맛을 그대로 유지하기 위해 감미료나 다른 첨가물을 함유하는 것이 보통이다.

알아두어야 할 정보가 하나 더 있다. 대개 가격을 보면 품질을 알 수 있다. 아주 값싼 제품은 흔히 저렴한 향료, 조미료, 결착제 등의 재료를 사용한다.

소비자들, 특히 아이들의 구매욕을 불러일으키도록 눈길을 사로잡게 디자인한 포장지에 혹하지 말라. 알록달록하고 아주 예쁘게 포장된 제품은 대부분 초가공 식품이다. 반면, 유기농 제품은 초가공 식품과는 달리 시각적으로 '소박한' 경우가 많다.

마지막으로, 요즘은 이런 초가공 식품을 판별하는 것을 도와주는 앱들도 있다.

## 초가공 식품을 섭취하면 어떤 위험이 따를까?

초가공 식품 섭취는 인슐린 상승을 불러온다. 인슐린은 섭취한 에너지를 지방조직, 즉 지방에 저장하는데, 이렇게 저장된 에너지는 가용성이 떨어진다. 반면 글루카곤이라는 호르몬은 감소한다. 인슐린과 정반대로 작용하는 이 호르몬은 비축한 에너지를 방출하게 하는 역할을 한다. 초가공 식품을 섭취하면 우리는 병적 결핍 상태에 놓이게 된다. 음식을 먹고 얼마 지나지 않아도 배가 고파오고 피곤해진다. 그러면 금세 또 먹게 된다. 이렇게 악순환이 시작되는 것이다.

### 압박감 제로 다이어트 tip

초가공 식품인지 판별하려면
원재료명에 표기된 재료의 수가 **5개 이상**인지 확인하라

# 18

# 5G보다 더 빠른 섬유질

건강을 위해 섬유질 섭취가 중요하다는 말을 흔히 듣는다. 맞는 말이다. 그런데 지금까지 만나온 환자들 대다수는 섬유질이 무엇인지조차 모른다. 하지만 분명히 알아두어야 한다. 섬유질은 건강한 삶에 일조할 뿐만 아니라, 균형 잡힌 식단을 뒷받침하여 체중 감량이나 몸매 유지를 원할 때 든든한 힘이 된다는 사실을 말이다.

## 섬유질, 그게 뭔데?

식이섬유는 식물성 식품의 구성요소로서 인체에서 완전히 소화되지 않는다. 그래서 섬유질은 소화되지 않은 상태로 결장에 도달한다. 그러면 장내 세균총, 마이크로바이옴에 의해 신진대사가 되어 변형된다. 일단 이렇게 특정 지방산 — 짧은 사슬 지방산 — 으로 대사되면, 섬유질은 소화에서 중요한 여러 요인에 영향을 미치게 된다. 그런데 이런 영향은 비단 소화에만 그치지 않는다.

섬유질은 2가지 범주로 나뉜다. 가용성 섬유질과 불용성 섬유질이다. 가용성 섬유질은 대변 크기를 늘리고 쉽게 통과할 수 있게 만든다. 불용성 섬유질은 장에서 소화되지 않아서 발효되면서 체외로 배출해야 하는 가스를 발생시킨다. 가용성 섬유질은 건강에 가장 유익한 섬유질이다. 마이크로바이옴의 연료 역할을 하는 것이 바로 이 섬유질이기 때문이다. 그래서 가용성 섬유질을 프리바이오틱스로 간주한다. 이 프리바이오틱스는 마이크로바이옴의 씨앗이 되는 프로바이오틱스와 혼동해서는 안 된다.

사실, 섬유질은 식물에서 유래하는 당(糖)이다. 따라서 육류, 어류, 난류, 유제품과 같은 동물성 식품에는 섬유질이 없다. 섬유질은 과일 — 오렌지, 자몽, 망고 — 과 채소 — 당근, 아스파라거스, 양파, 미니양배추 — 에도 있지만, 통째로나 거의 통째로 섭취하는 일부 전분질 채소 속에도 들어 있다. 통곡물빵, 현미, 통곡물 파스타, 굵은 통밀가루, 통밀가루, 귀리 겨나 밀기울은 식이섬유가 풍부해서 매일 섭취해도 된다. 이들 전분질 채소는 이른바 복합 당질의 공급원이다. 탄산음료, 케이크, 사탕과자처럼 단맛 나는 음식과는 달리, 복합 당질은 인체가 점진적으로 사용할 수 있는 에너지를 공급한다. 말린 콩류에도 다량의 섬유질이 함유되어 있다. 렌즈콩 — 초록색, 산호색, 검은색 — 이나 강낭콩 — 흰색, 붉은

색, 검은색 — 이나 병아리콩, 쪼갠 완두콩뿐만 아니라 작두콩에도 풍부하다.

해당하는 모든 식품을 망라한 것은 아니지만, 섬유질이 가장 풍부한 식품들은 다음과 같다.

| 식품 | 100g당 섬유질 함량 (단위: g) |
|---|---|
| 빵. 바게트 | 3.5 |
| 통곡물빵 | 7 |
| 흰색 강낭콩 | 6 |
| 익힌 아티초크 | 10 |
| 말린 자두 | 16 |
| 익힌 백미 | 0.5 |
| 익힌 현미 | 1.4 |
| 버터 비스킷 | 1.7 |
| 뮤즐리 | 7 |
| 껍질을 깎지 않은 신선한 사과 | 2 |
| 딸기 | 2.2 |
| 익힌 렌즈콩 | 8 |
| 익힌 당근 | 3 |
| 익힌 완두콩 | 7 |

참고로 설명하자면, 흰색 강낭콩 100g에는 섬유질 약 6g, 렌즈콩 100g에는 섬유질 7g, 말린 자두 100g에는 섬유질 16g이 함유되어 있다.

## 식이요법에 필요한 섬유질

섬유질은 포만감을 조절해준다. 섬유질을 섭취하면 식사와 식사 사이에 공복감이 적다. 끼니마다 먹는 식이섬유가 위를 덮어서 포식 효과를 주기 때문이다. 이렇듯 섬유질은 당질을 천천히 흡수하도록 도와준다. 즉 식사할 때 섬유질 덕분에 혈당이 적게 상승한다.[1]

방법은 간단하다. 스테이크와 감자튀김을 먹을 때 섬유질을 추가하라. 그러면 혈당이 섬유질을 섭취하지 않을 때처럼 올라가지는 않을 것이다. 바로 이 섬유질 덕분에 혈당이 급격하지 않게 느린 속도로 서서히 상승하기 때문이다. 따라서 섬유질은 당뇨병 환자에게 특히 유익하다. 섬유질을 섭취함으로써 혈당 조절 능력을 향상시킬 수 있기 때문이다.

## 건강에 두루 유익한 섬유질

식이섬유는 식생활의 균형을 회복하는 기간에만 필요한 것이 아니라 건강에 두루 유익하다. 가령 나쁜 콜레스테롤을 감소시켜[2]

심혈관질환 예방에 기여하고, 대변의 이동을 원활하게 하며, 장점막도 보호한다. 이러한 섬유질 덕분에 소화관 내벽에 구멍이 적게 생겨서 세균도 적게 통과하게 된다. 눈치챘는가? 섬유질을 먹기만 해도 우리는 질병을 막는 보호 장벽을 만드는 셈이 된다!

섬유질을 섭취하면 대장암(또는 결장 — 직장암 — 옮긴이 주)과 같은 몇몇 암의 발병 위험을 감소시킨다.[3] 마지막으로, 곡물에서 나온 식이섬유를 섭취하면 혈액 속 염증 수치와 심혈관질환 수치가 줄어든다.[4]

이외에도 섬유질의 장점을 늘어놓자면 끝이 없지만, 한 가지 사실을 명심하면 된다. 섬유질은 질 좋은 마이크로바이옴 형성에 기여해서[5] 건강한 삶을 누리게 해준다.

## 섬유질은 얼마나 섭취해야 할까?

보건당국과 학회에서는 콩류는 1주일에 2회, 날마다 적어도 한 가지 이상의 통곡물, 다섯 가지 과일과 채소를 섭취할 것을 권장한다. 그런데 대부분 이 다섯 가지 과일과 채소에만 방점을 둔다. 다섯 가지 과일과 채소를 섭취하는 것은 물론 중요하다. 하지만 이것만으로는 절대 충분치 않다.

식이섬유 1일 섭취 권고량은 25g이다. 그런데 프랑스인들의 섬유질 섭취 수준은 저조하다. 8%의 여성과 17%의 남성만이 이 권고량을 충족시키고 있으니 말이다.

섬유질이 풍부한 음식을 준비할 시간이 없거나 예산이 쪼들리면, 병조림이나 통조림, 냉동식품으로 섭취해도 무방하다. 외식하는 경우라면 디저트로 케이크류보다는 과일을 먹도록 한다. 열량을 적게 섭취할 뿐만 아니라, 포만감이 커져서 폭식을 방지할 수 있다. 마지막으로, 유통경로가 짧은 신선한 로컬식품과 제철 과일을 우선 섭취하는 것이 좋다는 사실도 명심해야 한다.

## 아마 씨의 효능

익히 입증된 아마 씨의 식욕 억제 효과는 섬유질 함유량과 관계있는 것이 분명하다. 이와 관련해서 믿을 수 없을 정도로 놀라운 연구 결과가 하나 있다.[6] 체질량 지수(BMI) 30 이상의 비만 환자들을 두 그룹으로 나누어 실험을 진행했다. 한 그룹은 식이요법에 더해 하루 30g씩 아마 씨를 섭취하게 했고, 다른 그룹은 식이요법만 제공했다. 12주 후, '식이요법만' 제공한 그룹은 체중이 평균 3kg 감소한 반면, '아마 씨' 그룹은 평균 9kg이나 감소했다! 허리둘레도 마찬가지였다. '식이요법만' 제공된 그룹은 3cm 정도 줄었던 데 비해, '아마 씨' 그룹은 무려 9cm 넘게 줄었다! 아마섬유 덕분에 체중과 허리둘레 감소량이 3배 더 늘어난 것이다.

더 놀라운 사실도 있다. 아마 씨 30g의 열량이 무려 450kcal라는 점이다. 즉 열량 측면에서 보면 '아마 씨' 그룹이 다른 그룹보다 더 많이 먹었다는 뜻이다. 따라서 더 많이 먹고도 살을 뺄 수 있다는 말이다!

영양 섭취와 관련해서는 늘 그렇듯, 기적의 식품이란 존재하지 않는 법. 이는 아마 씨도 마찬가지이다. 여러 연구 결과를 종합한 자료에 따르면,[7] 아마 씨를 섭취하면 체중이 2~3kg 감소한다고 한다. 그런데 이런 효과는 체질량 지수 27 이상 과체중 환자들에게서 더 확실히 나타났다. 달리 말하면, '정상' 체중이면서 휴가철을 앞두고 단 몇 kg만 순식간에 감량하고 싶은 경우라면, 아마 씨가 효과가 없을 가능성이 크다.

그렇다 하더라도 아마 씨는 알파리놀렌산이라는 필수 지방산을 풍부하게 함유하고 있어서 건강에 유익하다. 이 지방산은 심혈관질환, 당뇨, 고혈압, 나쁜 콜레스테롤의 발생 위험을 줄여준다.[8] 따라서 아마 씨를 섭취하면 압박감 없이 몸매와 건강 측면에서 윈윈하게 된다!

### 압박감 제로 다이어트 tip

식사 때 **아마 씨**를 곁들여 먹으면 체중 감량에 도움이 된다.

19

# 스트레스 살에서 벗어나라!

## 감정이 식욕에 불을 붙일 때

지금 시각 밤 10시. 고된 하루를 보낸 당신. 낮 동안 많은 임무를 수행하느라 녹초가 되었는데, 다음날도 똑같이 다시 시작해야 한다고 생각하니 기운이 빠진다. 방과후 아이를 집으로 데려와 간식을 챙겨주고, 숙제하게 하고, 샤워시키고, 저녁 먹이고, 잠자리에 들도록 수면 의식을 챙겨야 한다. 자녀가 여럿이면 형제들 사이의 갈등을 해결하는 것도 물론 당신의 몫… 머릿속이 복잡할 수밖에 없다. 게다가 뉴스로 접하는 안 좋은 소식들과 인스타그램에서 제조해낸 자칭 '최고의 인생'을 사는 인플루언서들의 인위적인 행복이 당신의 목을 옥죈다.

그야말로 음식으로 스트레스를 풀고 싶은 마음이 들고도 남을 완벽한 조건이 조성된다. 이런 마음이 드는 건 어디까지나 정상이다! 그리고 위안을 얻는 데에는 맛있는 아이스크림 한 사발이나 사탕 또는 칩 한 봉지만큼 좋은 것이 있을까? 단기적으로 보면, 이런 기름지고 달고 짠 음식은 실제로 도파민과 세로토닌이라는 보상 회로를 활성화한다. 그래서 이런 음식을 먹으면 다소 가벼워진 마음으로 잠자리에 들 수 있다. 반면 배는 너무 부른 상태가 된다.

그저 가끔 이렇게 행동하는 데 그친다면야 크게 문제 될 것은 없다. 하지만 이런 충동이 일회성이 아니라 계속 이어지면, 루틴으로 자리 잡게 되어 소화계와 뇌에 습관으로 굳어버리게 된다. 그러면 체중 증가는 불가피하다. 야식을 먹으면 500kcal쯤은 쉽게 섭취하게 되는데, 이는 피자 반 판에 해당하는 열량이다. 그렇게 야식을 먹는 날이 한 주에도 며칠씩 계속되다 보면 체중은 눈덩이처럼 불어날 수밖에 없다. 이처럼 감정적인 문제가 폭식으로 이어져 찐 살을 가리켜 '스트레스 살'이라고 한다.

## 체중과 부정적 감정

과체중인 사람들 가운데는 부정적 감정에 못 이겨 음식을 찾다가 살이 찐 사람들이 많다. 나도 시청률이 높은 TV 토론 생방송에 출연하던 시기에 실제로 이런 경험을 했다. 매번 식사를 마친

후에도 정크푸드나 과자를 먹고 싶어 죽을 것만 같았다. 그러던 중 이것이 나 혼자만의 문제가 아니며, 다른 칼럼니스트 중에도 나와 같이 단 음식에 대한 충동을 느끼는 사람이 많다는 사실을 알게 되었다.

나의 경우, 방송에서 할 수 없는 말 때문에 생긴 욕구불만과 스트레스가 참을 수 없는 식욕의 원인이었는데, 이를 깨닫게 되기까지 제법 많은 시간이 걸렸다. 비교해보자면, 의대생 시절 힘들게 공부한 뒤나 격렬하게 축구를 한 뒤에는 한 번도 이런 감정을 느꼈던 적이 없었는데, 이때는 결국 음식에서 위안을 찾기 시작했고, 가랑비에 옷 젖듯 미처 알아채기도 전에 서서히 체중이 불어났다.

따라서 균형 잡힌 식습관을 회복하려면 이처럼 감정 때문에 생긴 스트레스 살 문제를 해결해야 하고, 이를 해결하기 위해서는 야식의 고리를 끊는 것이 중요하다. 그러면 압박감 없이도 단시간 안에 몇 kg이 빠진다. 이는 직접 경험한 바이다. 자, 그럼 어떻게 하면 되는지 차근차근 살펴보자.

## 우선, 의학적 소견부터

무작정 시작하기 전에 먼저 할 일이 있다. 평소 다니던 병원에 가서 의사의 소견을 듣는 일이다. '단순한' 스트레스 살을 논하기에 앞서 체크해야 할 사항들이 많기 때문이다.

우선, 갑상샘 장애와 같은 호르몬 질환이 없는지 확인해야 한다. 갑상샘이 비정상적으로 갑상선 호르몬을 과도하게 분비하여 갑상선 중독 증상이 나타나는 갑상샘 기능항진증이 있으면 다식증이 나타날 수 있다. 다식증은 먹고 싶은 욕구가 자주 생기는 것인데, 문제는 엄청나게 먹어대도 체중이 줄어든다는 것이다. 이처럼 갑상샘 기능항진증에는 체중 감소가 동반되지만, 때때로 체중이 줄지 않거나 더 나아가 증가하기도 한다.

이뿐만 아니라 폭식증처럼 섭식 행동에 정말로 장애가 있을 수도 있다. 폭식증에는 거식증에서 나타날 수 있는 구토와 같은 보상 행동도 동반되지 않는다. 남녀를 불문하고 특히 청소년기에 주의해야 한다. 몰래 반복해서 밤마다 야식을 먹는 청소년이나 청년은 심리적으로 고통받고 있는 것이 분명하다. 불안 장애나 우울증을 앓고 있는 사람도 마찬가지이다. 의사가 보면 안다.

다행히 주치의가 특별히 진단을 내리지 않은 상태라면 다음 단계로 넘어가자.

## 스트레스 살, 흔적도 없이 사라지게 하는 법

이 문제를 해결할 간단한 방법은 스스로 이렇게 되뇌는 것이다.

"밤마다 그런 하찮은 음식은 먹지 마. 몸매 관리에 좋지 않잖아."

그렇다. 머리로는 이미 다 알고 있다. 하지만 위안받던 것을 못하게 금하면 욕구불만이 생겨서 오히려 더 많은 충동을 느끼게 된다. 따라서 타협점을 찾아야 한다. 더도 덜도 아닌 초콜릿 한 조각으로! 다이어트가 그렇듯, 기적과 같은 유일무이한 해법은 존재하지 않는다. 또, 사람마다 나름의 사연과 과거, 문제가 따로 있는 법이다. 그래서 가능한 한 먼저 이런 문제를 해결하도록 애써야 한다.

나도 오랫동안 밤마다 아이들을 재우느라 애를 먹었던 시절이 있었다. 매일 밤 잠자리에 들기까지 그야말로 전쟁터였다. 운이 좋은 날은 45분 정도 걸렸지만, 운이 나쁘면 2시간이 넘게 씨름해야 했다. 이렇게 하룻밤에도 수차례 아이들을 재우고 다시 재우기를 반복하고 나면 잠자리에 드는 대신 음식으로 스트레스와 욕구불만을 해소했다. 어린아이의 수면에 관한 교육도 받았지만, 원래 중이 제 머리 못 깎듯 의사이면서도 나는 스트레스에 속수무책이었다. 다행히 나보다 훨씬 단호하고 재주가 좋았던 아내가 이 문제를 해결해내면서 자동으로 당이 당기는 일도 확실히 줄어들었다.

이 이야기가 주는 교훈에 따라, 밤마다 자신을 좀먹는 문제를 해결할 열쇠를 찾아서 그 문제를 해결하라. 열쇠를 찾지 못했다면 차선책을 찾아야 한다. 도움이 될 만한 팁 몇 가지를 소개한다.

## 전략적으로 접근하자

폭식을 피할 방법은 꾀를 내서 당에 대한 욕구를 다른 식으로 해소하는 것이다. 제일 간단하면서도 근본적인 방법은 아예 집에 단 음식을 들이지 않는 것이다. 배우자나 자녀가 있으면 어렵겠지만, 혼자 사는 사람이라면 고려해 볼 만한 해법이다. 물론 집 어디에도 단 음식을 두지 않으려면 굉장한 동기부여가 필요하다. 그래서 어렵지만, 그렇다고 불가능한 것은 아니다.

처음 시작할 때는 앞서 언급했던 크롬을 섭취하는 것도 좋은 방법이다. 또, 시나몬 스틱을 빨아 먹으면 열량 없이 단맛을 느낄 수 있어서 좋다. 이렇게 빨아 먹는 것에 거부감이 들거나 구미가 당기지 않는다면 시나몬 차로 달여 먹어도 똑같은 효과를 얻을 수 있다.

## 초콜릿, 먹어도 좋다.<br>단, 온전히 의식하면서<br>몰입해서 먹어야 한다!

초콜릿 역시 입을 즐겁게 하는 뛰어난 식품이다. 다만 단 한 조각으로 만족감을 느끼려면 음미할 줄 알아야 한다. 먼저, 초콜릿 한 조각을 떼어낸 다음, 나머지는 즉각 팬트리에 넣어 둔다. 이렇게 하는 것이 번거롭기도 하고 하찮아 보일 수도 있지만, 유혹은 멀리 있을수록 쉽게 굴하지 않는 법이다. 눈에서 멀어지면 마음에서도 멀어진다고 하지 않던가!

일단 이렇게 준비한 초콜릿 한 조각을 테이블 위에 가만히 놓아둔 뒤 TV나 태블릿, 스마트폰이 없는 조용한 분위기에서 편안하게 자리를 잡고 앉는다. 뇌는 한 번에 두 가지 복잡한 임무를 수행할 수 없다는 사실을 명심하라. 테이블 위에 놓인 초콜릿 조각을 보면서 속으로 이렇게 되뇌도록 한다. "잠시 후 이 초콜릿을 먹으면 기분이 좋아질 거야."라고. 그 순간, 뇌가 작동을 시작하면서 침샘에 침을 생성하라는 명령을 보낸다. 그러면 입에 침이 고인다.

그런 다음, 초콜릿 조각을 손으로 집어 들고 그 질감을 느껴본다. 단 몇 초에 불과하지만, 이 단계는 중요하다. 먹을 때는 입으로만 먹는 것이 아니라 눈으로도 먹기 때문이다. 모닝커피나 한겨울에 마시는 핫초코를 손으로 감싸며 즐거움을 느끼듯 촉감으로 초콜릿을 만끽한다.

그런 뒤, 초콜릿을 혀 위에 올려놓고 가만히 녹아내리게 한다. 입에 넣자마자 깨물어 먹으면 안 된다. 그 순간을 음미해야 한다. 이런 즐거움을 배가하기 위해 고급 초콜릿을 준비하면 좋다. 하루에 한두 조각만 먹으면, 슈퍼에서 파는 초가공 과자를 다 사 먹는 것보다 비용이 적게 든다.

이처럼 음미하는 연습을 하다 보면, 자신도 모르게 자기최면에 빠지게 된다. 이 방법은 이 분야의 전문가이자 최면치료사인 친구

레오나르 앙토니가 가르쳐준 것이다.

이렇게 초콜릿 한 조각을 먹을 때 어떻게든 배를 '채울' 수 있게 차 한 잔을 곁들여도 좋다. 나는 매일 저녁 레몬 생강차를 달여 마신다. 물론, 자기가 원하는 차를 마시면 된다. 다만 수면을 방해하거나 교란하는 성분인 테인, 즉 카페인이 들어 있는 차는 피해야 한다.

마지막으로, 앞서 당부했던 건강한 수면위생을 유지하도록 하라. 늦게 자면 호르몬 때문에 폭식에 노출될 가능성이 커진다. 이외에도 수면 장애 위험이 있으면 이 문제도 해결해야 한다.

## 압박감 제로 다이어트 tip

아이스크림이나 시중에서 파는 비스킷을 먹는 대신,
**초콜릿 한 조각을 온전히 의식**하며 **천천히 음미**하도록 하라.

20

# 끼니마다 프렌치드레싱을 곁들인 샐러드 먹기

균형 잡힌 식생활을 회복하려는 사람에게 권하는 것은 단 하나이다. 매일 점심이나 저녁마다 식초 2큰술을 뿌린 샐러드 한 접시를 비워라. 어떤 샐러드건 좋다. 바타비아, 아이스버그, 레터스, 오크리프, 크레송 등 원하는 잎채소 샐러드를 섭취하라. 핵심은 샐러드에 식초 2큰술을 곁들이는 것이다. 왜 그런지 그 이유를 살펴보자.

## 열량을 태우는 식초

식초는 아세트산을 약간의 물에 희석한 것이다. 이 아세트산은 에너지 연소를 책임지는 효소를 촉진한다. 생명의 원천이 되는 이 에너지를 아데노신3인산, 즉 ATP라고 한다. 명칭에서도 알 수 있듯, 각각의 ATP는 인산기 3개로 구성되어 있다. 에너지가 소비되면 이 ATP는 아데닐산, 즉 AMP로 변환된다. AMP는 인산기 1개로 구성된다. 따라서 인산기 3개에서 1개가 되면서 2개가 방출된다. 그러면 이 2개의 인산기는 다른 AMP에 붙어서 다시 ATP가 된다. 이런 식으로 계속 이어진다.

ATP에서 AMP가 되는 과정을 담당하는 효소 덕분에 에너지 수준뿐만 아니라 체지방도 조절할 수 있게 된다. 식초는 바로 이 효소를 활성화한다. 이에 따라 식초를 섭취하면 다른 식습관 변화 없이도 3달 만에 체중이 평균 2.5kg 줄어들 수 있다. 이 수치가 미미해 보일 수도 있지만, 이 방법은 다른 제약 없이도 체중 감량을 시작할 수 있는 매우 경제적인 방법이다.

## 당신의 삶에 향신료를 가미하라

만약 프렌치드레싱이 취향에 맞지 않는다면, 세상에 존재하는 온갖 허브와 향신료에 기대를 걸면 된다. 기적과 같은 효험이 있는 허브와 향신료 이야기가 여기저기서 많이 들려올 것이다. 그렇더라도 영양 섭취와 관련해서는 늘 신중해야 한다. 일부는 체중 감소 효과가 입증되었더라도 말이다.

특히 블랙 커민이라고도 불리는 선옹초가 그렇다. 여러 연구 결과에 따르면, 블랙 커민을 하루 1/4 작은술씩 섭취하면 위약을 섭취했을 때에 비해 체중이 약 2kg 감소한다.[1] 왜 그럴까? 블랙 커민의 주요 부작용이 바로 식욕 감퇴이기 때문이다. 매우 편리한 방법 아닌가? 블랙 커민은 콜레스테롤 수치와 고혈압뿐만 아니라 혈당까지 좋아지게 만든다.[2]

또한, 단돈 몇 푼만 들여 생강을 섭취하면 체중 감량을 촉진할 수 있다. 과학지에 실린 한 연구 결과에 따르면, 생강은 신진대사 요인을 향상시켜 체중 감량에 도움이 되는 것으로 입증되었다.[3] 흔히 그렇듯, 생강은 극히 적은 양만으로도 건강에 유익한 효과를 가져온다. 매일 1/4 작은술씩 분말 형태로 섭취하면 된다. 밤에 차로 마셔도 좋고, 활기차게 하루를 시작하기 위해 아침에 마셔도 좋다!

마늘도 효과적이니 기꺼이 식단에 추가하는 게 좋다. 여러 연구 결과, 매일 마늘 1/4 작은술만 섭취해도 허리둘레가 줄어드는 것으로 밝혀졌다. 체중 감소와 관련된 데이터는 상반된 결과를 보여주지만, 이 경우에도 손해 볼 것은 없다. 입 냄새가 지독한 것이 단점이지만,[4] 부작용이라고 하기에는 미미하다. 그래도 모든 건강보조식품을 섭취할 때 늘 그렇듯, 마늘을 함유한 보조식품도 신중하게 섭취해야 한다. 마늘은 출혈을 촉진할 수 있어서, 일반적으로 마늘 함유 보조식품은 권하지 않는다. 효과적이지 않으면서 출혈 위험을 높이기 때문이다. 특히 혈액 흐름을 원활히 하기 위해 항혈전제를 복용 중이면 먹지 말아야 한다. 또한 치과 진료나 외과 시술 전날에도 피해야 한다.

마지막으로, 캡사이신이 풍부한 고추에 기대를 걸라. 고추는 에너지 소비는 늘리고 식욕은 줄인다.[5]

### 압박감 제로 다이어트 tip

매일 식초 2큰술을 섭취하라.
석 달 만에 체중이 2.5kg가량 감소하는 경험을 하게 될 것이다.

21

# 쑥쑥 살을 빼려면 쿨쿨 잘 자야 하는 법

## 잠은 다이어트를 완성하는 묘약

의과대학에서는 수면이 건강에 얼마나 유익한지 거의 가르치지 않는다. 의대생들을 수면 부족의 해악에 대해 무지한 상태로 묶어 둔 덕분에, 아마도 이들은 연이은 야간 당직을 순순히 받아들이는 듯하다. 사실 나도 의대를 졸업한 후에야 뒤늦게 수면에 관심을 가지게 되었다. 그런데 잠이야말로 최고의 명약이며, 다이어트에 필요한 최고의 묘약이라는 사실을 알게 되었다.

잠은 살을 빼고 식생활의 균형을 회복하려는 사람들에게는 가장 큰 자산이 될 것이다. 수면을 돌보면 건강뿐만 아니라 몸매도 돌보게 된다. 반면 수면 부족은 과체중과 비만의 원천이기에 최악의 적이 틀림없다. 다이어트와 관련해 건강식을 소개하는 요리책은 물론이고, 대부분의 다이어트 기사를 보면 앞다투어 기발한 음식이나 각종 식이요법들을 끝없이 소개해대는 데 비해, 수면을 거론하는 경우는 거의 없다. 하지만 잠을 잘 자야 몸매도 삶도 달라진다.

## 식욕과 밀당을 벌이는 양대 호르몬, 렙틴 & 그렐린

지금 시각 밤 11시. 좋아하는 드라마 시리즈를 막 시청하려는 순간, 갑자기 저항할 수 없는 허기가 솟구친다. 분명 저녁도 잘 먹은 데다, 무릎 담요를 덮은 채 소파에 편히 앉아 있으니 배가 고플 아무런 이유가 없다. 그런데 지금 느끼는 이 공복감은 특별하다. 그린빈(껍질콩)이나 당근이 먹고 싶은 것이 아니라 기름지고 달고 짠 음식이 당긴다. 먹고 나면 불과 몇 분 후에 곧바로 후회하게 될 그런 음식 말이다.

이런 갑작스러운 식욕의 원인은 지극히 단순하다. 식욕 조절의 열쇠를 쥐고 있는 두 호르몬, 렙틴과 그렐린 때문이다.

렙틴은 포만감을 주는 호르몬이다. 그만 먹을 때가 됐다, 실컷 먹었다고 알려주는 역할을 하는 것이 바로 이 호르몬이다. 무엇보다도 강조하고 싶은 점은 식사 시작 후 20분이 지나야 렙틴이 합성되기 때문에 밥 먹고 몇 분 만에 바로 포만감을 느낄 수는 없다는 사실이다. 렙틴은 지방세포에서 혈액 속으로 분비된다. 혈중 분비된 렙틴은 뇌의 시상하부에 도달하여 식욕을 억제한다. 렙틴 분비는 밤이건 낮이건 잠자는 동안 증가한다. 따라서 잠자는 단순한 행동이 식욕억제제 역할을 하는 것이 분명하다. '잠자는 사람은 배고픔을 모른다.'라는 프랑스 표현이 다 일리 있는 셈이다! 반면, 렙틴 결핍은 비만을 불러오고, 기면증을 야기한다. 따라서 렙틴은 신진대사 조절과 식욕에 근본적인 역할을 한다.

그렐린은 렙틴과 정반대로 작용한다. 위 세포, 지방세포, 췌장, 시상하부에서 생성되는 그렐린은 렙틴과 길항작용을 한다. 즉 서로 정반대 역할을 해서 식욕을 촉진한다. 렙틴과 마찬가지로 그렐린도 생체리듬을 따른다. 다시 말해, 분비량이 낮과 밤에 따라 다르다는 뜻이다. 우리가 무엇을 하건, 그렐린은 똑같은 방식으로 생성되고 자정부터 새벽 5시 사이에 최대로 분비된다. 늦게까지 밤을 새우고 있으면 식욕이 도는 이유가 바로 이것이다. 밤중에 공복감을 느끼는 것이 꼭 우울감이나 스트레스 때문이 아니라, 단순히 생리적인 문제였던 셈이다. 늦게 자면 다른 사람들보다 많이 먹게 될 것이다.

## 야식과 정크푸드가 당기는 이유

새벽 1시에는 왜 건강에 좋은 음식보다 정크푸드가 당기는 걸까? 생각해보면, TV를 시청할 때 몸에 좋다는 퀴노아를 먹으면서

봤던 적이 없다. 그보다는 칩이나 팝콘, 아이스크림을 주로 먹었다. 어떨 때는 이 세 가지를 다 먹기도 했다.

이런 행동을 하게 되는 이유는 바로 그렐린 때문이다. 이 호르몬은 도파민 작용성 콜린성 중뇌 변연계 경로라는 특정한 경로를 활성화한다. 이런 복잡한 명칭 뒤에는 보상-쾌락 회로가 감추어져 있다. 이 경로는 음식, 약물, 알코올과 같은 반응 기질에 의해 활성화된다.

따라서 밤늦게 깨어 있으면 더 기름진 음식을 먹게 될 뿐만 아니라, 술도 더 많이 마시게 되고 마약을 하게 될 위험에 더 많이 노출된다. 겨우 이 정도가 문제인 셈이다.

## 수면과 BMI

수면시간 감소와 비만 사이에 직접적인 관계가 있다는 사실은 체질량 지수(BMI) 증가로 확인된다. 실제로 잠을 적게 잘수록 체질량 지수가 높아진다.

## 당뇨와 수면

마치 이 정도 문제만으로는 충분하지 않기라도 하듯, 수면 부족은 당뇨병 발병 위험도 높인다. 수면이 제한되면 모든 생물학적 지표가 교란된다. 특히 포도당 내성과 인슐린 감수성이 교란된다.[1] 잠을 자지 않거나 잠이 부족하면 우리 몸은 혈당 변화를 잘 조절하지 못하게 되고, 인슐린 감수성은 떨어진다. 수면 부족이 며칠이나 계속되는 상태인 수면 부채가 꾸준히 이어지면, 혈당 조절 효과를 유지하기 위해 더 많은 양의 인슐린이 필요하게 된다. 이를 가리켜 인슐린 저항성이 높아진다고 한다. 이 과정에서 지방이 저장되면서 체중이 증가한다.

당뇨병 발현에 관여하는 아디포넥틴이라는 호르몬 역시 수면 부족의 영향을 받는다. 지방세포에서 분비되는 이 호르몬은 인슐린 감수성을 높여 주기 때문에 우리는 적은 인슐린으로도 혈당을 떨어뜨릴 수 있다. 하지만 잠이 모자라면 아디포넥틴 분비가 줄어서 결과적으로 인슐린 저항성을 책임지는 인슐린 감수성이 감소한다.[2]

포도당 내성과 인슐린 저항성이라는 개념은 매우 중요하다. 바로 이들이 2형 당뇨병을 유발하기 때문이다. 한마디로 말해, 수면 부족은 2형 당뇨병의 한 요인이다.

## 예외는 없다

수면 부족이 체중에 미치는 악영향은 남녀노소를 가리지 않는다. 충분한 수면을 취하지 못하거나 잠을 잘 자지 못하거나 수면 질환이 있는 아이들은 비만해질 위험이 크다.

이는 많은 연구에서 입증되었다.[3] 그중에는 프랑스, 일본, 미국, 브라질, 중국, 튀니지 등 여러 나라에서 성인 60만 명과 아동 3만 명을 대상으로 진행한 연구도 있다. 이 연구 결과, 수면이 부족한 성인은 비만해질 위험이 50% 더 높았으며, 아동의 경우 위험도가 2배나 더 높은 것으로 나타났다. 이러한 결과는 수면 부채의 악영향이 남녀노소를 가리지 않고 보편적으로 작용한다는 사실을 입증한다.

마지막으로, 수면 부채가 있는 경우 운동 부족일수록 비만이 될 위험이 더 크다. 당연하다. 피곤할수록 신체활동을 안 하게 되고, 그러면 에너지를 적게 소비하게 되어 체중이 증가할 위험이 더 커진다.

### 압박감 제로 다이어트 tip

살을 빼기 위한 첫걸음은 **일찍 잠자리**에 드는 것!

# 22

# 우리는 일심동체: 커플 다이어트

## 둘 다 같이 살이 찐다면…

커플이 동시에 같이 살이 찌는 경우는 흔하다. 나는 직접 살이 빠지는 경험을 하면서 이런 사실을 알게 되었다. 아내는 세 번의 출산을 치른 뒤, 자기 자신과 건강을 위해 살을 빼려고 했다. 고혈압 때문에 치료가 잘 되지 않아서 심장에 무리가 가더니 통증이 나타나기 시작했던 것이다. 정신이 번쩍 든 아내는 균형 잡힌 식습관을 회복하기로 마음먹었다. 많은 사람이 그렇듯, 아내도 이런 저런 식이요법을 다 시도해보았지만, 꾸준히 노력했음에도 모두 실패로 돌아갔다.

결국, 아내가 마지막으로 다이어트를 시도할 때, 나도 동참하기로 했다. 아내를 응원하려는 의도도 있었지만, 나도 다이어트가 필요했다. 눈치채지 못하고 있었지만, 몇 년 사이에 체중이 10kg 이상 불어나 있었기 때문이다. 사실, 이렇게 살이 찐 것은 우연이 아니었다. 정확히 말하자면 완전히 엉망진창인 생활 습관 때문이었다. 간식을 입에 달고 살았고, 식사는 급하게 먹었으며, 운동은 하지 않았고, 야근을 밥 먹듯 했다…. 살이 찌지 않을 수 없는 완벽한 조건을 모두 갖추었던 셈이다.

## 둘이 함께 살을 빼는 것이 훨씬 효과적!

식습관을 바꾸는 성공의 열쇠는 바로 동반자에 있다. 혼자 하는 것보다는 영양사의 관리를 받는 것이 더 좋은 결과를 얻을 수 있다. 마찬가지로, 커플 다이어트를 하면 성공 가능성이 더 커진다. 쉽게 상상할 수 있듯, 한 사람은 식이요법을 하는데 다른 사람은 하지 않는 상황이라면 갈등이 생길 수 있다. 다이어트 식단을 준비하고 있는데, 옆에서 피자나 패스트푸드를 주문한다면? 며칠 전부터 칩이나 과자를 끊었는데, 좋아하는 드라마를 같이 보려고 옆에 앉은 파트너가 과자 봉지를 뜯는다면? 이보다 견딜 수 없고 욕구불만을 부채질하는 일은 없을 것이다. 금주나 금연을 할 때도 마찬가지이다.

핵심은 서로서로 힘이 되어주는 것이다. 한 사람이 포기하고 싶어 하면 다른 사람이 다시 의욕을 불어넣도록 한다. 자신의 반쪽을 응원하다 보면 자기 자신의 생활방식도 되돌아보게 되고, 어떤 노력을 기울였는지도 깨닫게 된다. 또한 둘이 같은 시간에 같은 음식을 먹으니까 장보기도 간소화할 수 있다.

그런데 이와 달리, 파트너가 살을 빼고 싶어 하지 않거나 식습관의 균형을 회복할 생각이 없을 수도 있다. 이런 경우라면 다이어트를 시작한다는 이야기는 아예 하지 않는 편이 낫다. 결연히 다이어트를 선언하는 상대방 앞에서 남성이건 여성이건 너무도 많은 사람이 이런 식으로 반응한다. "아니야, 자기야, 자기는 지금이 완벽해!" 또는 "어, 진짜야? 지난번에도 힘들었는데, 결국 도로 다시 쪘잖아…." 혹은 "지금이 다이어트하기에 좋은 때가 맞아? 곧 휴가철도 되고, 아무개의 결혼식도 있는데…."

반면, 온 가족이 제대로 잘 챙겨 먹도록 격려하는 것은 얼마든지 좋다. 끼니마다 과일과 채소를 곁들이고 당이나 기름진 음식을 줄이도록 한다.

### 압박감 제로 다이어트 tip

**커플이 함께 식습관을 개선**하는 것이 최고!

23

# 마실 것이냐, 살을 뺄 것이냐, 선택은 하나

## 술, 당 그리고 열량

술은 전반적으로 건강의 적이지만, 체중 감량에는 특히 더 나쁘다. 우선, 술에는 당분이 과하게 함유되어 있다. 어느 정도인지 감이 오지 않는가? 당질 1g의 열량은 4kcal인데, 알코올 1g의 열량은 거의 2배에 해당하는 7kcal이다. 따라서 포도주 1잔을 마시면 각설탕 3~4개를 먹은 셈이 된다!

구체적으로 예를 들자면 이렇다.

도수 11° 의 백포도주 1잔(150ml) = 105kcal

마티니 1잔(80ml) = 128kcal

진 1잔(80ml) = 177kcal

## 불필요한 열량을 늘리는 술

술은 열량도 매우 높다. 술 한 잔 마실 때마다 필요 이상의 쓸데없는 열량을 삼키는 셈이다. 이렇게 우리 몸에 들어온 열량은 어떤 신체활동이나 지적 활동에도 쓰이지 않을 뿐만 아니라, 다른 어떤 신체적 기능에도 사용되지 않는다. 특히 당 함량이 높은 술일수록 간 건강에 해롭다는 점을 강조하고 싶다.

굳이 선택한다면, 맥아당이 매우 풍부한 맥주 섭취는 최대한 절제하고, 마신다면 적포도주를 마시는 것으로 제한하라.

## 술과 지방의 이중고

순전히 산술적으로만 계산하면, 술을 마시면 햄버거를 먹을 때처럼 살이 찐다. 하지만 이것이 다가 아니다. 알코올은 지방 축적을 촉진한다. 그것도 주로 복부에. 맥주를 좋아하는 사람들을 풍자할 때 배가 심하게 나온 것으로 표현하는 것도 그래서이다. 한 잔 마실 때마다 술은 다양한 중간 대사물질로 변환되어 지방산을 생성한다. 따라서 술을 마시면 우리 몸에는 지방이 더 많이 생길 뿐만 아니라, 지방을 제거하는 속도도 느려진다. 그래서 이중고가 된다.

## 술과 포만감

알고 있었는가? 술을 마시면 포만감이 천천히 생긴다. 그래서 더 많이 먹게 되는 경향이 있다. 술을 많이 마실수록 식사할 때 더 많이 먹게 될 위험이 있다. 한 연구에서 실험 참가자들에게 식사 30분 전에 맥주를 한 잔 이상 마시도록 했다. 그랬더니 4잔 분량의 맥주를 마신 사람들은 딱 1잔만 마신 사람들보다 식사하면서 200kcal의 열량을 더 섭취했다.[1]

식욕 문제 외에도 술은 충동 통제력을 잃게 만들 수도 있다.

또 다른 연구에 따르면, 보드카를 여러 잔 마신 여성들은 취하지 않은 여성들보다 초콜릿 쿠키를 50% 더 먹은 것으로 나타났다.[2]

## 알코올과 체중 증가, 신화인가 아니면 현실인가?

대부분의 연구에서는 술을 조금 마시는 사람들의 경우, 술이 체중 증가와 직접적인 관련이 있는지 명확하게 결론을 내리지 않는다. 하지만 보통 수준으로 마시거나 많이 마시는 애주가들의 경우에는 살이 찐다.[3] 그렇다고 반드시 직접적인 연관성이 있다고 할 수는 없지만, 가끔 마시는 사람들은 자주 마시는 사람들보다 건강한 생활방식을 가지고 있다고 생각해 볼 수 있다. 과학적으로 말하

면, 알코올 섭취가 체중 증가를 촉진한다고 보는 것이 합리적이라는 뜻이다.[4]

## 술이 간에 미치는 해악

우선, 간이 해독 공장이라는 사실을 명심하라. 간의 우선 임무는 생명을 유지하고, 몸에 있는 모든 독성 물질을 제거하는 것이다. 여기서 확실히 짚고 넘어가자. 술은 우리 몸을 해치는 독성 물질이다. 그래서 술은 간에 의해 변환된다. 술을 마셔서 직접적으로 살이 찌지 않더라도, 술과 음식을 함께 섭취하면 간은 우선 알코올부터 제거한다. 그러면 술과 함께 식사로 섭취한 지방은 지방 단독으로 섭취했을 때처럼 제거되지 않는다.

따라서 가능하면 술을 마시지 않도록 하라. 술이 주는 즐거움은 진짜이긴 하지만 순간적이다. 반면 술로 찐 살은 훨씬 더 오래간다. 그러니 그 유명한 해피아워(Happy hour)에 넘어가지 말라. 음식점이나 술집에서 맥주, 와인, 칵테일 등 주류를 할인하는 시간대라 돈을 아껴주는 것 같지만 실제로는 알코올을 더 많이 섭취하게 만드는 우회적인 방법일 뿐이다.

### 압박감 제로 다이어트 tip

체중 감량을 원한다면 음주는 금물이다.
그래도 꼭 마시고 싶다면,
1주일에 10잔 이내로 하루에 2잔 이하로 마시되,
매일 마시지는 말라!

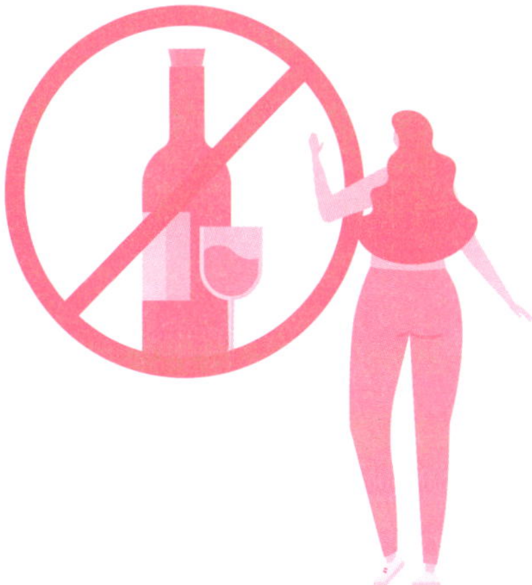

24

# 체중 감량에는 운동이 답이 아니다

## 운동으로 살 뺀 사람은 예전에도 없었고 앞으로도 없다

체중 감량을 위한 운동은 신화도 아니며 기적의 해법도 아니다. 다만 한 가지는 확실하다. 다이어트만을 목표로 운동하지 말 것. 이런 시도는 실패할 수밖에 없다. 특히 단기적으로 그렇다. SNS에서 팔로우하는 완벽한 몸을 지닌 '인플루언서'나 운동선수는 오로지 푸시업이나 플랭크만으로 그런 몸을 만들어낸 것이 아니다. 인정하고 싶지 않더라도, 사실 그들의 생활방식과 식습관은 흠잡을 데 없이 완벽하다. 그렇게 꾸준히 노력해야 중기적으로도 그렇지만 특히 장기적으로 안정적인 체중을 유지할 수 있는 법이다.[1]

똥배 또는 깃털 베개만큼 폭신한 뱃살 빼기 운동의 함정에도 빠지지 말 것. 그런 운동이란 없다!

반면, 무엇이 됐건 신체활동을 꾸준히 하는 것은 좋은 건강을 유지하는 데 절대적으로 필요하다. 이 책은 초콜릿 복근 — 팬트리에 보관 중인 초콜릿을 말하는 것이 아니다. — 을 만들려는 사람들을 위한 것이 아니다. 1월 1일부터 12월 31일까지 주 3회 1시간씩 달리게 만들고 싶은 생각은 추호도 없다! 그보다는 효과적인 식습관 개선에 더해서 운동에 대한 올바른 자세를 지니게 하고 싶을 뿐이다.

## 운동으로는 왜 살이 빠지지 않을까?

운동으로 살이 빠지는 경우는 오로지 열량이 부족할 때뿐이다. 섭취한 총열량이 소비하는 열량보다 적으면 몸무게가 줄기 때문이다. 그렇다고 하루 소비 열량의 과잉 분을 달리기로 소모해버리겠다는 생각은 접어두기를 바란다. 아무리 매일 달려도 소용없다. 보통 속도로 25분간 달려서 소비하는 열량은 고작 300~350kcal에 불과하니까. 이는 초콜릿 빵 1개, 감자튀김 100g, 피자 1조각, 작은 베이비벨 치즈 하나만도 못한 열량이다. 350kcal는 뛰지 않더라도 빠른 걸음으로 1시간 정도 걸으면 소모할 수 있다. 보통 커다란 피자 한 판의 열량을 소비하려면 대략 4시간 동안 걸어야 한다는 계산이 나온다. 그러니 열량 균형이 마이너스로 기울어지려면 이보다 더 많이 그리고 더 자주 뛰어야 할 것이다….

이렇듯, 운동으로 살을 빼려 하면 금세 결과에 실망하게 되면서 모든 노력이 부질없다고 생각하게 된다. 운동이 처음 생각과 다른 결과를 낳기 때문이다. 즉 운동을 하면 내심 운동하는 동안 많은 열량을 소모했다는 확신이 들어서 가벼워진 마음으로 더 많이 먹게 되기 때문이다.

내가 그렇다. 나는 운동을 싫어하는 부류이다. 러닝머신이나 아스팔트 위에서 달리기를 해도, 자전거를 타도, 헬스장에서 웨이트 트레이닝을 해도 한 번도 즐거움을 느껴 본 적이 없다. 그래도 열심히 운동한다. 운동이 건강한 생활방식에 필요하다는 사실을 잘 알기 때문이다. 하지만 운동 후 안도감이 드는 것이 문제이다. 즐거움을 누릴 자격이 있다고 '스스로 인정하면서' 자기도 모르는 사이에 운동에 들인 모든 노력을 물거품으로 만들어버리기 때문이다.

운동선수가 아닌 일반인의 경우, 점차 운동 시간이 길어지고 반복되면 이런 열량 사이의 불균형이 사라진다. 운동을 많이, 지속적으로 하면, 신진대사가 달라진다. 인슐린, 그렐린(식욕 호르몬), 렙틴(포만감 호르몬), 갑상샘 호르몬 등의 호르몬 분비가 변하면서 운동 습관에 적응하게 되기 때문이다.[2] 따라서 신체활동을 많이 했을 때 더 많이 먹는 것은 정상이다.

부디 오해하지 마시라. 운동하면 건강하지 않게 먹는다거나 더 많이 먹게 된다고 말하려는 것이 아니다. 다만 신체활동에 대한 패러다임을 바꿔야 한다는 뜻이다. 신체활동은 식습관과 함께 최대한 오랫동안 건강을 유지하는 데 동원할 최고의 무기가 확실하기 때문이다.

## 그렇다면 어떤 운동을 해야 할까?

식습관 개선의 일환으로 하는 운동에 대해서는 많은 의견이나 연구 결과를 접할 수 있을 것이다. 하지만 수중 자전거가 일반 자전거보다 칼로리를 많이 태운다고 하더라도,[3] 그 운동이 싫다면 굳이 해야 할 이유는 없다. 좋아하는 운동 또는 제일 괴롭지 않은 운동을 자신의 병력에 맞게 선택해서 하면 된다.

의도적으로 '신체활동'이라고 표현하는 데에는 다 이유가 있다. 1년간 운동다운 운동은 전혀 하지 않으면서도 체중을 유지하는 데 성공한 경험이 있기 때문이다. 운동을 안 한다고 움직이지 않는다는 의미는 아니다. 응급 가정방문 진료 의사로 일하면서 나는 거의 가정방문밖에 하지 않았지만, 일하는 내내 걷고, 계단을 오르고, 10kg이 넘는 배낭을 메고 다녔다. 아마도 이런 활동 덕분에 월요일부터 금요일까지 사무실에서 앉아만 있다가 일요일 아침에만 달리기를 하는 회사 간부들보다 더 많이 움직였던 것 같다. 이런 사실을 깨닫게 된 것은 원격진료가 도입되고 나서였다. 놀랍게도 어느새 2~3kg이 찌기 시작했기 때문이다. 가랑비에 옷 젖듯, 원격진료를 하면서 움직이지 않는 생활에 조금씩 익숙해져 갔던 것이다.

## 먹고 움직이는 것이 핵심!

체중 감량과 체중 유지를 원하는가? 성공의 열쇠는 끊임없이 활동하는 것이다. 서 있을 때 우리는 몸을 똑바로 세우기 위해 하지 근육을 사용하고, 균형 잡힌 상태를 유지하기 위해 자세 유지 근육을 동원한다. 같은 활동을 한다고 할 때, 서서 하면 앉아서 할 때보다 1분당 3배 더 많은 열량을 태운다.

그런데 요즘 선진국 사람들은 앉아서 지내는 시간이 너무 길다. 하루 평균 6~7시간을 앉아 있으니 말이다! 이처럼 좌식 생활을 하면 비만만 느는 것이 아니라 2형 당뇨병 증가의 원인도 된다.[4] 역설적이지만 당뇨 환자들은 당뇨를 앓지 않는 사람들에 비해 덜 걷고, 에너지를 덜 소비하고, 신체활동도 덜 한다.[5] 하지만 신체활동은 당뇨 치료의 첫걸음이다. 심지어 당뇨 발견 초기 몇 개월간은 치료의 한 부분을 담당하며, 초기 단계에서는 약물치료까지 대체하기도 한다.

그래도 신체활동의 효과에 아직 확신이 서지 않는가? 그렇다면 미국 간호사들을 대상으로 한 연구 결과를 살펴보자. 이 연구 결과, 보통 속력으로 걸었을 때 2형 당뇨병 발병 위험이 20~30%

감소한 것으로 나타났다![6] 또 다른 연구 결과에 따르면, 당뇨병 환자들이 걷기 운동을 했을 때 사망 원인을 불문하고 모든 경우에 사망률이 떨어지는 것으로 밝혀졌다.[7]

간단히 말해, 대중교통을 이용해서 출근한 뒤, SNS를 밀착 팔로우하면서 점심을 먹고, 하루 종일 모니터 앞에 앉아 있다가, 스마트폰에 코를 박은 채 퇴근해서, TV를 보면서 저녁을 먹고, 태블릿이나 휴대폰을 들고 잠자리에 든다면, 열량을 거의 혹은 전혀 태우지 않는 셈이 된다.

인체는 연료를 아끼도록 프로그래밍 된 기계와 같아서 기초활동에는 거의 열량을 소모하지 않는다. 그러므로 일상적으로 하는 일 서너 가지를 가만히 앉아서 하는 대신 서서 하거나 움직이면서 하라. 가령 대중교통으로 출근한다면, 내려야 하는 정류장보다 한두 정거장 먼저 내려서 걸어서 가고, 가는 동안은 앉아 있기보다 서 있도록 하고, 엘리베이터보다는 계단을 이용하도록 한다. 이메일을 분류할 때, 알림이나 SNS를 확인할 때는 일어서서 하도록 한다. 한마디로 말해, 복잡한 임무만 아니라면, 앉아서 할 수 있는 일은 모두 서서도 할 수 있다.

## NEAT 비운동성 활동에서 소모되는 에너지

운동 외의 활동으로 움직이며 열량을 태우자! 신체활동 외의 활동에 소모되는 이런 잉여 열량을 NEAT, 즉 '비운동성 활동 에너지' 또는 신체활동과 무관한 에너지라고 부른다.[8] 알기 쉽게 설명하자면, 체육관에 전혀 가지 않고도 단순히 움직이는 행동만으로 태우는 모든 열량이 여기에 해당한다.

NEAT는 낮 동안의 주요 에너지 소비원이다. 베테랑 스포츠맨이 아니라면, 에너지 소비량 대부분은 일상생활 속 활동에서 소모된다. 다시 한번 말하지만, 이 책은 체중 감량에 어려움을 겪고 있는 사람들을 위한 것이지, 삼두근을 발달시키거나 '근육을 늘리고' 싶어 꾸준히 운동하는 사람들을 위한 것이 아니다. 전반적으로 좌식 생활을 하기에 어떻게 해서든 움직여야 하는 사람들을 위한 책이다. 나 역시 이 책을 집필하는 동안 수많은 자료를 자리에서 일어서서 읽었다. 짐작할 수 있듯, 이 NEAT는 직업이 무엇이냐에 큰 영향을 받는다. 농부처럼 힘쓰는 직업은 회사 중견간부보다 열량 소모가 훨씬 많다. 이해를 돕기 위해 예를 들자면, 농부 한 사람이 평균 소모하는 열량은 2,500kcal인 반면, 일반 사무직은 500kcal에도 못 미친다. 자, 이제 원리를 파악하기 시작했으리라 생각된다[9]….

## 압박감 제로 다이어트 tip

평소 앉아서 하던 일을 최대한 서서 하도록 하라.
일어서 있으면 앉아 있을 때보다 많은 열량을 태운다.

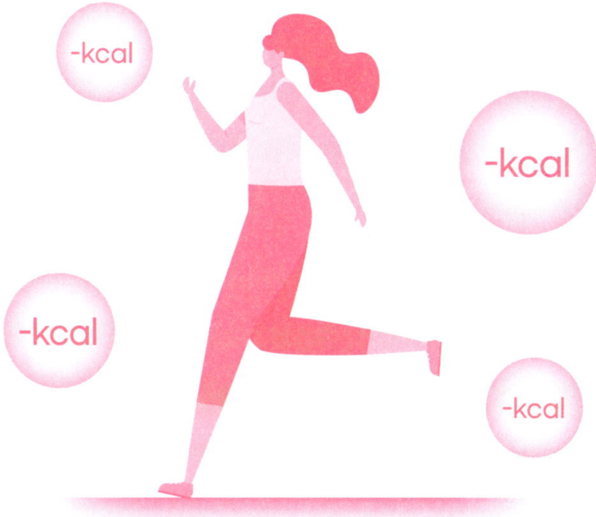

25

# 간헐적 단식

## 앗, 망했다, 너무 많이 먹잖아!

살을 빼려면 단식을 해야 할까? 여러 연구에 따르면, 12시간 이상 연이어 공복을 유지하는 간헐적 단식으로는 지속적으로 체중을 더 많이 감량할 수 없다고 한다. 그렇다면 체중계 눈금에 별 변화를 주지도 않는 간헐적 단식에 이처럼 한 장을 할애해서 다루는 이유는 무엇일까? 뭐니 뭐니 해도 단식은 우리 건강에 유익하기 때문이다.

우선, 우리는 잠자는 동안 생리적 공복 상태에 있게 된다. 딱히 노력하지 않고도 12시간 동안 단식을 하는 셈이다. 저녁 식사 후 다음 날 아침 식사 전까지 대략 12시간이 지나기 때문이다.

나는 아침을 먹지 않는다. 배가 고프지 않기 때문이다. 그런 다음, 직업상 오후 3~4시에 늦은 점심을 먹는다. 결국 20시간가량 단식하는 셈인데, 이 시간 동안 배가 고프다고 느낀 적이 없다. 반면 주말이 오거나 휴가를 가면 그 즉시 아침에 눈을 뜨자마자 허기를 느낀다. 그러면서 거리낌 없이 달걀이며 아보카도, 심지어 향이 강한 인도 카레도 먹는다.

그렇다고 단식을 유도하려는 것이 절대 아니다. 다만 인체에는 예상 밖의 자원이 있다는 사실과 우리가 우리의 생리적 욕구에 충분히 귀를 기울이지 않는다는 사실을 알려주고 싶을 뿐이다. 즉 너무 많이 먹는다는 말이다. 우리가 먹는 식사를 들여다보면, 세월이 흐르면서 그 규모나 열량 밀도, 초가공 식품 비중은 증가하고 신선 식품 비중은 감소했음을 알 수 있다. 이런 현상은 낮이고 밤이고 아무 때나 집으로 음식이 배달되는 배달 음식 시대가 도래하면서 가속화하고 있다. 요리하는 시간은 줄어들고 TV를 보며 밥 먹는 시간은 늘고 있다.[1] 이런 가운데 단식은 식욕과 허기를 구별하기에 좋다.

## 하루에 몇 끼를 먹어야 할까?

서양에서는 하루에 음식을 서너 차례 먹는다. 점심과 저녁이 주된 식사이고, 여기에 더해 아침과 '간단한' 간식을 먹는다. 연구 결과로는 하루 두 끼에 집중해서 먹는 것보다 온종일 여러 차례 식사한다고 해서 더 많이 먹을 위험은 없다고 입증되었지만, 현실은 이와는 딴판이다. 과체중이나 비만 상태인 사람들에게 무엇을 먹는지 물으면, 이들은 대개 자신의 열량 섭취량을 과소평가한다. 속이려 들거나 거짓말하려는 의도가 있는 것은 아니지만, 비만 환자들이 섭취 열량을 줄여서 이야기하는 일은 가장 빈번하게 일어나는 현상 가운데 하나이다.[2] 내 주변 지인들 중에서도 '제대로 된' 식사를 하지 않는 사람들이 하루 종일 먹는 '소소한' 군것질은 무심코 간과해버리는 모습을 보였다. 나를 돌아봐도 내가 가장 살쪘던 시기는 스스로 덜 먹고 있다고 느꼈던 때였다.

이러한 경향은 자신의 신체활동 수준을 과대평가할 때 더 심해진다. 이는, 꽤 오래되긴 했지만, 흥미로운 결과를 도출한 연구를 통해 확인되었다. 체중 감량에 어려움을 겪던 비만 환자들을 대상으로 질문한 결과, 자신의 섭취 열량은 평균 50% 가까이 과소평가하고, 신체활동 수준은 50% 정도 과대평가하고 있는 것으로 밝혀졌다.[3] 물론, 하루에 섭취하는 열량을 계산하기가 상당히 어렵다는 반론은 얼마든지 제기할 만하다. 옳은 말이기도 하다.

그런데 문제는 다른 데 있다. 우리는 너무 많이 먹으면서 진짜 공복감이 우리를 이끌도록 가만히 놔두지 않는다는 것이다. 그래서 아이들에게 그들은 억지로 사료를 먹여 배를 채우는 거위가 아니라는 사실을 자주 강조하곤 한다. 단식은 무엇을 먹는지 깨닫는 데 도움이 된다.

저녁 7시 정도에 비교적 이른 저녁을 먹고 아침 7시쯤 아침 식사를 하는 식으로 12시간 간헐적 단식을 하고 있다면, 이미 절반은 성공한 셈이다. 앞서 다루었던 스트레스 살의 원인이 되는 야식을 끊었을 테니 말이다. 게다가 충분한 양의 식이섬유를 섭취한다면, 자신이 느끼는 공복감은 아침의 공복감과는 다르게 느껴질 것이다.

## 단식하는 동안 과연 어떤 일이 일어나는 걸까?

동물을 대상으로 한 모든 연구 결과, 단식하는 동안 열량을 제한하면 건강에 유익한 것으로 밝혀졌다. 1934년부터 2012년까지의 여러 연구 결과를 집대성한 바에 따르면, 단식으로 쥐의 수명이 15~45% 연장되었다고 한다.[4] 원숭이의 경우, 상대적으로 대조적인 연구 결과들이 있다. 원숭이의 수명이 연장되었다는 연구들이 있는가 하면, 수명에는 영향이 없고 단지 삶의 질만 향상되었다는 연구도 있다. 이것만으로도 상당히 의미 있는 결과이다. 생쥐에게서도 같은 결과가 확인되었다. 쥐와 달리 단식을 해도 생쥐의 체중은 거의 혹은 전혀 줄지 않았지만, 지구력과 민첩성이 좋아졌다.

인간의 경우, 간헐적 단식 덕분에 인슐린 감수성이나 콜레스테롤, 고혈압, 염증 등 많은 대사 요인이 개선된다.[5] 일본 오키나와와 현지인들은 간헐적 단식을 하는데, 그래서 그런지 다른 나라들보다 비만 환자나 당뇨 환자도 적고 훨씬 오래 장수한다.[6] 또 단식이 암 투병에 효과가 있다는 주장은 여기저기서 접했을 것이다. 이와 관련해서 요약한 내용은 주의해서 살펴야 하지만, 그래도 사실은 사실이다. 단식은 암세포의 에너지대사를 교란하여 암세포의 성장을 억제하고 치료에 더 민감하게 반응하게 만든다. 즉 화학요법[7]이나 방사능 치료[8]와 같은 암 치료에 대한 민감성을 높인다. 이런 현상은 특히 설치류에서 분명히 확인된다.[9] 그렇다고 단식이 암 환자들을 위한 기적의 해법이라고 생각해서는 안 된다. 다만 필요한 경우, 종양 전문의와 한번 상의해 볼 만하다.

## 체중 감량과 단식

매우 높은 수준의 한국인 대상 연구가 있다. 이 연구에서는 환자들을 '열량 제한' 그룹과 '간헐적 단식에 상당하는 식사 시간제한을 동반한 열량 제한' 그룹으로 나누었다. 이 두 번째 그룹에 속하는 사람들은 아침 8시부터 오후 4시까지만 음식을 먹을 수 있었다. 두 그룹 모두 추적 관찰 대상이 되어 전문 영양사의 조언을 받았다.

1년 후, 두 그룹은 괄목할 만한 차이 없이 모두 체중이 줄었다. '열량 제한'만 했던 그룹은 8kg 감량되었고, '열량 제한과 간헐적 단식 병행' 그룹은 6kg이 줄었다. 이 정도는 통계학적으로 유의미하지 않은 차이이다. 이 밖의 다른 지표들, 즉 허리둘레나 체질량지수, 체지방률, 혈압 등을 고려해도 두 그룹 사이의 차이가 없었다.[10] 다수의 다른 연구들도 비슷한 결과를 보이거나 임상적으로 유의미하지 않은 체중 감소를 보여주었다.[11] 다른 관점에서 보자면, 간헐적 단식을 하면 몸이 더 많은 음식을 섭취하고 저장하지 않게 된다.

간헐적 단식은 기적의 다이어트법이 아니다. 하지만 우리가 생활방식, 섭취하는 음식량, 섭취 빈도를 전반적으로 성찰할 때 함께 고려해야 하는 것이다. 단식은 균형을 회복하게 해주고, 우리 몸이 상당히 특별한 자원을 지니고 있음을 깨닫게 해준다.

마지막으로, 단식은 미리 계획하고 예상하는 일인데 반해, 한 끼를 거르는 것은 참고 견뎌야 하는 일이다. 그러니 주간 계획을 세울 때, 계량기를 0으로 재설정하듯 종종 단식을 계획하도록 하라.

### 압박감 제로 다이어트 tip

간헐적 단식을 좀 더 쉽게 하려면,
저녁 식사 후부터 다음 날 아침 식사 사이에 **단식**하라.
그러면 **수면시간을 계산에 포함**시킬 수 있다.

26

# 팬트리를 비워라

## 폭식은 모두 조상 탓

우리 같은 보통 사람 가운데 감자 칩 한 봉지나 케이크, 단 음식을 보고도 절대 흔들리지 않는 사람은 거의 없다. 이것은 어디까지나 인간적인 반응이다. 인간의 뇌가 기름지고 단 음식에 끌리게 만들기 때문이다. 따져 보면 이 모두가 수렵 채집 생활을 했던 우리 조상들 탓이다. 먼 옛날 수렵 채집인들은 생존에 필요한 음식을 구하기가 어려웠다. 자연히 먹을 것이 생기면 일단 많이 먹어둬야 했다. 그래서 우리 유전자에는 가능한 한 많은 양을 먹는 것이 살아남는 방법이라고 각인되어 있다.

수렵 채집인들은 어쩌다가 우연히 꿀벌이 지키지 않는 벌통을 발견하면 먹었다. 열량이 풍부한 이 음식은 귀한 것이었기 때문이다. 그랬던 것이 이제는 슈퍼마켓도 생기고, 번호만 누르면 집으로 배달도 되는 시대가 되었다. 덕분에 우리는 원하는 대로 양껏 먹을 수 있게 되었다. 하지만 우리 뇌는 이러한 급격한 생활방식의 변화에 제대로 적응하지 못했다. 이처럼 유전자의 변화는 더딘데 우리에게는 구할 수 있는 식품이 수백 가지, 아니 수천 가지나 있어서, 식욕 조절은 거의 불가능하다.

생존하려면 우리 소화관은 위부터 결장 말단 부위까지 채워져 있어야 한다. 바로 이런 이유로 우리는 인체가 필요로 하는 양보다 많이 먹게 된다. 우리가 결장에서 소화되지 않는 식이섬유를 섭취하는 것이 중요한 이유도 바로 이 때문이다. 이러한 섬유질은 대장에 머물면서 포만감이라는 강력한 메시지를 뇌로 보내기 때문이다.

## 적게 먹으려면 소박하게 먹어라

초콜릿 아이스크림은 첫입이 마지막보다 늘 맛있다. 거의 모든 음식이 마찬가지이다. 그래서 같은 음식을 잇달아 먹으면 섭취량이 줄어든다. 생쥐를 대상으로 진행한 실험에서 원래 연구자들은 영양가가 풍부한 먹이를 주어 쥐를 살찌우려 했다. 하지만 시간이 지날수록 쥐는 적게 먹었다. 그러자 현대인들이 애용하는 슈퍼마켓과 같은 환경을 조성해 놓고서 이번에는 다양한 음식과 가당 음료를 쥐에게 먹였다. 쥐에게는 다양한 선택권이 주어진 셈이다. 그랬더니 쥐는 더 많이 먹기 시작해서 살이 찌기 시작했다.

## 2401 P311?<br>과식을 부르는 색

달달한 음식들은 거의 대부분 맛은 같지만 모양은 각양각색이다. 이유가 무엇일까? 색상이 주는 즐거움을 노려서일까? 절대 아니다. 색이 다양하면 더 많이 섭취하게 되기 때문이다. 이는 과학적으로 입증된 사실이다. 팬트리 안에 직접 보면서 선택할 대상이 많으면 많을수록 많이 먹게 된다. 뷔페에 가면 메뉴에 있는 음식만 주문해서 먹을 때보다 훨씬 많이 먹는 경향이 있는 것도 다 이런 이유 때문이다.

## 식사 때에만 여러 색의 다양한 음식을 먹자

팬트리 안에는 딱 한 종류의 과자만 쟁여두는 것으로 만족하라. 과자가 먹고 싶어지면 팬트리에 있는 과자를 먹으면 된다. 그러면 금세 만족감을 느끼지만, 한 종류뿐이라 이내 지겨워져서 그만 먹게 된다. 예일대학교 소속의 한 전문가는 이런 이치를 구글

사무실에 적용해 보았다. 즉 달콤한 간식거리를 적게 먹도록 하기 위해 우선 간식거리를 일률적으로 분류해 온갖 색상의 초콜릿으로 코팅된 땅콩은 없애버리고, 땅콩을 같은 색의 작은 꾸러미들 안에 담았더니 효과가 있었다!

이와 반대로, 과일과 채소 같은 균형 잡힌 건강식은 많이 먹도록 하라. 같은 이치를 적용하면 이런 건강한 음식을 더 많이 먹을 수 있다. 균형 있게 골고루 먹으라는 말을 끝없이 되풀이하는 이유도 그렇게 하면 좋은 음식을 더 많이 먹을 수 있기 때문이다![1] 다만, 왜 그래야 하는지 지금껏 아무도 그 이유를 설명해주지 않았을 뿐. 손 닿는 곳에 채소가 많이 있으면 있을수록 많이 먹게 된다. 이상 증명 완료!

## 군것질거리를 숨겨라!

확실한 비법이 하나 더 있다. 팬트리를 정리할 때, 균형 잡힌 식단에 좋은 음식은 눈높이에 맞춰서 두고, 달콤한 군것질거리나 케이크는 가능한 한 멀리 숨겨두도록 한다. 이 방법이 곤란하다면 차선책으로 속이 들여다보이지 않는 통에 군것질거리를 담아서 눈에 잘 띄지 않게 만든다. 회사원 40명을 대상으로 이 비법을 실험했더니, 군것질거리가 가까이 있거나 직통으로 눈에 보이는 곳에 있을 때 더 많이 먹는 것으로 나타났다![2] 그렇다면 눈에서 멀어지면 입에서도 멀어진다는 말 역시 성립한다고 봐야 하지 않을까?

갑자기 허기가 몰아닥칠 때 이 방법만으로 충분치 않다면, 몇 분간 비디오 게임을 하면서 주의력을 분산시켜 본다. 이런 꾀 아닌 꾀는 상당히 오래전 연구로 확인된 바 있다. 당시 실험 참가자들은 그 유명한 테트리스 게임을 하는 동안 배고프다는 생각이 사라졌다고 한다. 따라서 최근에 나온 게임을 할 때도 이 방법이 분명 효과가 있을 것이다![3] 다만, 이 방법은 성인 한정 비법이다.

### 압박감 제로 다이어트 tip

단 음식이나 초콜릿 바 같은 군것질을 덜 하려면
그중 **딱 하나**만 사도록 하라.

27

# 완벽한 한 끼

음식을 먹는다는 것은 생존을 위해 배를 채우는 것만을 의미하지 않는다. 거기에는 즐거움도 있어야 하고, 균형도 빠져서는 안 된다. 명심하라. 섭취하는 음식 하나하나가 체중뿐만 아니라 건강에 긍정적이거나 부정적인 영향을 미친다. 따라서 자신도 모르는 사이에 완벽한 한 끼를 먹는 도전에 임하게 되는 셈이다.

## 슬기로운 장보기, 다이어트의 첫걸음

균형 있는 식습관 회복의 성패는 다양한 음식 섭취에 달렸다. 절대로 단 한 가지 기적의 식품에만 올인해서는 안 된다. 앞서 살펴보았듯, 이것이야말로 실패의 첩경이다. 다양한 음식을 차려 먹을수록, 식단에 싫증 날 위험은 적어지고, 한 끼는 완벽에 가까워진다.

하지만 이런 도전에 임하는 일은 그리 만만치가 않다. 끼니마다 기름지고 달고 짠 감자튀김이나 파스타를 — 명심하라. 이런 음식은 중독되기 딱 좋은 모든 요소를 갖추었다. — 먹을 가능성이 있기 때문이다. 이뿐만 아니라 매일같이 당근이나 그린빈 같은 건강한 식품만 먹기란 불가능하다. 따라서 한 주간 요리할 기본 레시피에 맞춰서 장보기 리스트를 만들어야 한다.

'예방이 최선의 치료법'이라는 속담이 있듯, 장보기 리스트를 미리 작성하는 것이야말로 최고의 다이어트법이다.

## 완벽한 한 끼란?[1]

여기서 특정 레시피나 식품을 권할 생각은 전혀 없다. 사람은 각자 요리에 대한 재능이 천차만별이고 취향도 다양하기 때문이다. 따라 할 수 없는 레시피를 던져놓고 죄의식을 느끼게 만들고 싶은 생각도 없고, 좋아하지도 않는 시금치나 양배추를 먹으라고 권하면서 짜증나게 만들고 싶은 생각은 더더욱 없다. 하지만 잊어서는 안 된다. 음식은 약과 같아서, 찰나뿐인 입의 즐거움을 너머 건강과 몸매에 큰 도움을 줄 수 있다.

따라서 완벽한 한 끼가 되려면 채소의 비중이 거의 절반을 차지해야 한다. 채소는 많이 먹을수록 좋고, 다양하게 먹을수록 더 좋다. 통곡물의 비중은 한 끼 식사의 약 1/4이 되어야 한다. 불구르(bulgur, 듀럼밀을 비롯한 몇몇 밀을 데쳐서 빻아 만든 곡류), 오트밀, 퀴노아, 현미, 흑미, 통밀 등 어떤 통곡물을 먹든 선택은 자유이다. 통곡물은 지방을 거의 함유하지 않으며 식이섬유가 풍부하고 대개 GI 지수가 낮다. 통곡물의 이런 특성은 포만감을 유지하는 데 도움을 주어서 식욕을 통제할 수 있게 해준다.[2] 또한 통곡물을 섭취하면 2형 당뇨병 발병 위험은 약 25%, 심혈관질환 발병 위험은 약 20% 줄어들며, 체중 증가도 억제된다.[3]

이와는 반대로, 정제 곡물 섭취는 반드시 제한해야 한다. 통곡물과 달리 정제 곡물은 통곡물을 도정해서 겨와 싹을 제거한 것이다. 그러면 곡물의 질감이 더 부드러워질뿐더러 더 오랫동안 보존할 수 있다는 장점이 있는 반면 이 과정에서 섬유질을 포함한 수많은 영양소가 제거된다. 흰색 빵이나 흰색 밀가루, 흰 쌀 등이 이런 정제 곡물이다. 정제 곡물로 만든 식품과 비교했을 때 통곡물을 베이스로 한 식품에는 최대 75%까지 영양분이 더 많이 함유되어 있다고 한다.[4]

완벽한 식단이 되려면 단백질 비중이 1/4 정도는 되어야 한다. 생선, 닭고기나 가금류 같은 흰 살코기, 호두, 호박씨, 아마 씨, 아몬드 같은 채유 식물 등 말이다. 반면 붉은 살코기나 패스트푸드점이나 대형마트에서 파는 초가공 육류 섭취는 제한하도록 한다.

끼니마다 약간의 단맛을 제공하는 과일을 섭취하라. 대부분의 다이어트 식단에는 과일이 부족한 경우가 많다. 과일도 마찬가지로 특정 과일보다는 다양한 과일을 골고루 먹어야 하므로, 제철 과일을 챙겨 먹고 가능하면 유기농 과일을 먹도록 하라.

또한 잊지 말고 일반 생수나 탄산수를 챙겨 마시도록 한다. 커피나 차를 좋아한다면 커피나 차를 마신다. 영양가 면에서 주스는 크게 이롭지 않다는 사실도 명심하라. 대체로 주스에는 빠르게 흡수되는 열량 말고는 없다. 물론, 주스를 금하는 것은 아니지만, 아주 가끔만 마시도록 한다.

제일 중요한 점이 하나 있다. 배고픈 상태로 테이블에서 일어서서는 안 된다는 점이다. 반드시 배불리 먹어야 한다. 이 내용에 관해서는, 천천히 먹으면서 음식을 꼭꼭 씹어 먹어야 하는 이유를 다룬 장을 다시 살펴보기를 바란다.

## 압박감 제로 다이어트 tip

완벽한 한 끼를 챙겨 먹고 싶은가?

알아보기 쉽고 간단한 **다음의 표**를 참고하라.[5]

# 완벽한 한 끼

## 건강한 기름

조리용이나 샐러드용, 테이블 위에 상비해두는 기름은 건강한 기름(올리브유, 유채유)을 사용하라. 버터 사용을 지양하고, 트랜스 지방은 피한다.

## 물

물을 자주 마시고, 원한다면 차나 커피를 (설탕을 거의 혹은 전혀 넣지 말고) 마셔라. 하루 우유 섭취량을 (하루 한두 잔으로) 제한하고, 주스는 되도록 피하되 마실게 될 경우, 섭취량을 (하루에 작은 잔으로 한 잔 정도로) 제한한다. 가당 음료는 피한다.

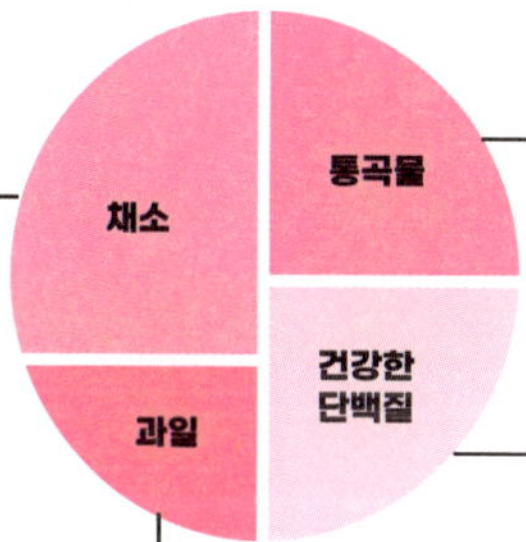


통곡물: 다양한 통곡물을 섭취하라(통곡물빵, 통곡물 파스타, 현미). 정제 곡물 섭취는 제한한다(백미, 흰 빵).

건강한 단백질: 생선, 가금류, 강낭콩, 호두를 즐겨 먹도록 하라. 붉은색 고기와 치즈는 제한하라. 베이컨, 햄 등 가공육은 피하라.

과일: 다양한 색상의 과일을 양껏 먹도록 한다.

채소: 채소를 많이 섭취할수록 — 특히 다양한 채소를 섭취할수록 — 좋다. 단, 감자와 감자튀김은 채소로 여기지 않는다.

**신체활동을 하라!**

28

# 화면을 보면서 먹는 것은 절대 금물!

우리 뇌는 두 가지 복잡한 과제, 즉 먹는 것과 화면을 보는 것을 동시에 처리하도록 만들어지지 않았다. 혹자는 여성이 남성보다 두 가지 일을 동시에 잘 처리한다고도 하지만, 이에 관해 제시할 만한 탄탄한 연구 자료가 없다.

## 우리 아이들을 지키자!

앞서 언급한 대로 우리 뇌는 먹는 일과 화면 보는 일을 동시에 하도록 만들어지지 않았기 때문에 두 과제 가운데 결국은 '화면 시청'이 '음식 섭취'보다 우세하게 된다. 특히나 저연령 아이들에게 태블릿을 보여주며 밥을 먹이는 것은 너무도 터무니없는 일이다. 아이들은 아무것도 이해하지 못하면서 그저 부모의 최대 행복을 위해 밥을 삼킬 뿐이다.

아이들에게 화면을 보여주면서 밥을 먹게 하는 것은 내일의 비만 환자를 양성하는 가장 좋은 방법이다. 자녀가 있는 사람이라면 다들 경험이 있을 것이다. 아이가 밥그릇을 다 비우게 하려면 전쟁을 치러야 하는데, 아이에게 만화영화를 보여주면 마치 마법처럼 뚝딱 식사를 마친다. '만화영화'라는 과제가 아이들의 뇌에 강력한 쾌락 신호를 보내기 때문이다. 하지만 아이들은 비판적 사고를 담당하는 전두엽이 아직 성숙하지 않아서 이런 감정을 통제하지 못한다. 아이에게 태블릿을 보여주면 거기에 완전히 정신이 팔려서 '음식 섭취'라는 과제에 소홀하게 된다. 배가 찰 때까지 씹지도 않고 그냥 삼키기 때문에 더 많은 양을 먹으면서 마법처럼 그릇을 싹 비워버린다. 그러면 엄마나 아빠는 그 모습이 너무 기특해서 칭찬을 아끼지 않는다. "브라보, 참 잘했네. 정말 기특해라. 밥을 깨끗이 다 먹었네!" 그런 다음, 맛있는 디저트를 주면 아이는 마다하지 않고 또 받아먹는다.

이렇게 되면 아이는 많은 양의 음식을 제대로 씹지도 않고 먹으면서 많은 열량을 섭취하게 되는 것이다. 이런 식으로 밥을 먹어 치우면 소화관 전체에 추가적인 일거리가 생긴다. 이는 복통이나 복부팽만, 변비의 원인이 된다. 마지막으로, 퓌레 속에 채소를 숨겨서 먹이는 부모들도 있다. 물론, 좋은 의도로 그렇게 하는 것이지만, 몇 년이 지나면 아이들은 새로운 음식을 싫어하게 된다.

간단히 말하면, 아이들은 자기가 무엇을 먹는지 눈으로 봐야 할 필요가 있다. 아이에게 먹일 생각에 음식을 숨겨 먹이는 방법으로 아이를 속여서는 안 된다. 우리는 아이에게 음식을 주면서 키워야 한다. 거위 간을 얻기 위해 억지로 사료를 먹이듯 아이를 사육해서는 안 된다.

## 그리고 어른들도 지키자!

아이들 이야기로 잠시 빠졌지만, 사실 이것은 아이들에게만 해당하는 사항이 아니다. 어른들에게도 똑같이 적용되는 일이기 때문이다. 아이든 어른이든 식사하는 동안에는 TV건, 태블릿이건, 스마트폰이건, 화면을 시청해서는 안 된다 — 딱히 어려운 일도 아니다. 온전한 마음으로 몰입해서 밥을 먹는 것이 기본이다. 밥그릇을 보면서 먹으면 포만감도 더 커지고 천천히 먹게 된다. 저작운동도 좋아지고 소화도 잘된다. 또한 화면을 보지 않으면 진정으로 세상과 단절하게 되어 몇 분만이라도 자기 자신에 집중하게 된다.

## 압박감 제로 다이어트 tip

덜 먹으면서도 포만감을 더 느끼려면,
어른, 아이 할 것 없이 식사 중에 **화면을 보지 못하게 금해야 한다.**

29

# 강낭콩의 명예 회복!

## 중요한 포만감 공급원, 콩류

렌즈콩이나 병아리콩처럼 흰 강낭콩도 콩류에 속한다. 강낭콩의 특징은 식욕을 억제하고 포만감을 주는 효과가 있다는 것이다. 이는 과학적으로 입증되었다. 한 연구에서 실험 참가자들에게 병아리콩 200g을 먹거나 같은 열량의 버터 바른 빵을 먹을 수 있게 했다. 그랬더니 병아리콩을 먹은 사람들은 다음번 식사 때 200cal 적게 먹었다고 한다! 왜 그럴까? 콩류에는 식이섬유가 풍부해서 입을 즐겁게 하는 흰 빵보다 포만감이 월등히 높기 때문이다.

## 슈퍼 파워 흰 강낭콩

콩류가 포만감을 많이 주는 이유는 전분의 소화가 매우 느리고 소화관에서 섬유질을 소화하지 못하기 때문이다. 이처럼 소화되지 않은 섬유질은 장내 세균의 양분이 된다. 강낭콩 덕분에 양분을 얻은 장내 세균은 짧은사슬지방산을 만들어서 인체를 순환하게 만든다. 다시 말해, 전날 저녁에 먹은 밥이 다음 날 먹는 아침밥의 소화 방식에 영향을 주게 된다. 전날 저녁에 강낭콩을 먹으면 다음 날 아침밥이 실제로 '두 번째 끼니'가 되는 효과가 생기기 때문이다. 따라서 아침에 잠에서 깰 때 느끼는 포만감은 전날 저녁에 파스타를 먹었을 때와는 확연히 다르게 느껴질 것이다.

이런 효과는 흰 강낭콩뿐만 아니라 렌즈콩이나 병아리콩 등 기타 콩류에서도 마찬가지로 나타난다. 한 연구에서는 참가자들에게 하루에 콩 150g을 섭취하거나 열량을 500cal 줄일 수 있게 했다. 즉 한 그룹은 더 많이 먹게 하고, 다른 그룹은 더 적게 먹게 한 것이다. 논리적으로 보면, 덜 먹은 그룹의 체중이 더 많이 줄었어야 한다. 하지만 2달 후 확인한 결과, 두 그룹 모두 허리둘레가 똑같이 2.5cm 준 것으로 나타났다! 따라서 더 많이 먹으면서도 살을 빼는 것이 가능한 셈이다.

이러한 강낭콩의 효능을 놓고 미국에서는 한 걸음 더 나아갔다. 1980년대에 강낭콩 추출물을 상용화해서 수백만 명에게 판매한 것이다. 하지만 FDA는 1982년에 효과가 없고 불안정하다는 이유로 이 건강 보조제를 시장에서 추출했다. 이 사례를 통해서도 천연 식품을 대체할 수 있는 것은 아무것도 없다는 것을 다시금 확인하게 된다.

강낭콩의 또다른 효능은 모든 콩류가 그렇듯 강낭콩 역시 GI 지수가 무척이나 낮다는 것이다. 다시 말해, 강낭콩을 먹으면 혈당이 매우 천천히 올라가서 인슐린 생성을 제한한다. 또한 콩류에는 단백질, 철분, 아연, 포타슘, 엽산이 동시에 함유되어 있지만, 포화지방이나 소금은 들어 있지 않다는 특성이 있다.

마지막으로, 과일과 채소가 풍부한 식단에 더해 콩을 섭취하면 수명이 더 오래 연장될 수 있다. 그러면 몸매 관리와 수명 연장이라는 일석이조의 효과를 누리게 된다.

### 압박감 제로 다이어트 tip

콩을 좋아하는가?
그렇다면 굳이 콩을 끊을 필요 없다.
콩을 먹으면서도 얼마든지 살을 뺄 수 있으니까.

30

# 굶는 다이어트는 이제 그만!

자, 이제 다이어트의 핵심 개념을 다룰 차례이다. 살을 빼려면 덜 먹거나 굶는 것이 아니라, 다르게 먹고 올바르게 섭취해야 한다는 말이다.

## 더 많이 먹고 더 많이 빼기

담론을 바꾸면 어떻게 될까? 음식을 덜어내는 것이 아니라 더 한다면? 반복해서 강조하지만, 열량이라고 다 같은 열량이 아니다. 식사 때마다 녹색 채소, 토마토, 오이, 당근, 비트, 셀러리, 양배추로 구성된 전채요리를 더 먹어도 체중은 늘지 않는다. 밥에 강낭콩, 렌즈콩, 누에콩, 완두콩처럼 식이섬유가 풍부한 식품을 더 얹어 먹어도 살은 찌지 않는다. 디저트에 과일을 잔뜩 추가해서 먹어도 몸무게는 늘지 않는다.

아니, 심지어 살이 빠진다. 그 이유는 간단하다. 과일과 채소에 함유된 섬유질이 혈당 피크를 제한하고 포만감을 조절하기 때문이다. 허기진 상태에서 점심이나 저녁을 먹게 되면 그릇을 깨끗하게 비우게 되곤 하는데, 이때 전채요리로 식사를 시작하면 자동으로 배가 차 포만감이 들기 때문에 결과적으로 과하게 먹지 않게 된다.

나는 식습관을 개선해가는 과정에서 달리 크게 바꾼 것이 없다. 원래 햄버거며 파스타, 감자튀김, 피자를 좋아해서 계속 먹는다. 다만 과하게 먹지 않으려 한다. 또한 이런 음식들을 먹을 때면 의무적으로 과일과 채소를 더 많이 먹는다. 정크푸드를 먹는다는 죄의식을 덜고 마음이라도 편해지려고 그러는 것이 아니다. 이렇게 하면 몸에 큰 피해를 막을 수 있다는 것을 잘 알고 있어서이다.

언젠가 휴가 때 모든 비용이 포함된 올인클루시브 리조트에서 지내면서 끊임없이 먹고 또 먹었던 적이 있다. 뷔페에서 얼마든지 양껏 먹을 수 있는 상황이 되면 평소보다 접시를 가득 채우고 많이, 훨씬 더 많이 먹는 경향이 있지 않은가. 그 당시 내가 그랬다. 휴가 동안 마음껏 즐기면서 필요 이상으로 너무 많이 먹었다. 매일같이 전채요리-주요리-후식의 코스대로 먹었다. 아니, 정확히 말하자면 전채요리들-주요리들-후식들을 먹었다고 해야 할 것이다. 그것도 장장 1주일 동안 말이다.

대신에 과일과 채소, 섬유질의 섭취량을 어마어마하게 늘렸다. 웃기는 일이지만, 녹색 채소나 당근, 양배추, 강낭콩을 평소보다 훨씬 많이 먹었다. 몇 kg쯤은 살쪄도 좋다고 생각하면서 기꺼이 받아들일 마음의 준비도 했다. 모름지기 휴가라면 그 정도 호사는 누려도 되는 법이니까.

그런데 기적이 일어났다. 집에 와서 체중계에 올라갔더니 단 1kg도 늘지 않은 것 아닌가! 일상생활 중에 계속해서 급하게 먹거나 패스트푸드나 군것질을 하면 금세 체중이 불어났는데 말이다. 이러한 개인적인 경험으로 입증된 사실 하나는 '양만 중요한 것이 아니라 질도 중요하다'는 것이다.

## 공복감과 식욕 구별하기

끼니마다 공복감이 채워지면 그만 식사를 마쳐야 한다. 그러려면 식욕과 허기를 구별할 줄 알아야 한다. 시간이 지나면서 겪다 보니 위가 속임수를 쓰는 순간이 언제인지 파악할 수 있게 되었다. 그때가 되면 숨 고르기를 하며 기다리면서도 욕구불만에 휩쓸리지 않을 수 있어야 한다.

가령 저녁을 푸짐하게 먹은 다음 날에는 아침에 몹시 허기가 질 것임을 안다면 두 가지 가능성이 열린다. 아침을 거르는 것이 습관이지만 이날은 아침부터 먹을 것이냐, 아니면 한 박자 쉬고

커피나 차를 마실 것이냐. 때때로 식욕에 무릎을 꿇게 된다. 특히 주말은 가족이 함께하는 소중한 시간이기에 더욱 그렇다. 반면 그 외 대부분 시간에는 아침을 먹는 대신 애써 바쁘게 보내려고 한다. 그러면 공복감이 사라졌다가 점심시간에 다시 느껴진다. 그러므로 배고픔과 먹고 싶음을 구별하는 것이 중요하다.

## 배고픈 상태에서 식사를 마치는 것은 절대 금물

일단 식욕과 허기를 구별할 줄 알면, 허기가 가시지 않은 상태로 숟가락을 내려놓는 것이야말로 최악이다. 어떤 다이어트를 하건, 식사를 마치면서도 여전히 식욕이 돈다면, 이내 폭식하게 된다는 확신이 생긴다. 욕구불만과 식욕이 훨씬 더 강해지기 때문이다. 따라서 포식까지는 아니더라도 배부른 상태로 식사를 마치는 것이 중요하다.

이번에도 식욕과 허기를 구별하는 것이 중요하다. 공복감과 포만감 같은 감각에 귀를 기울이지 않은 채 식욕을 못 이겨 어떻게든 다 먹고 싶어 했던 적이 얼마나 많았던가. 게다가 디저트가 나오면 도저히 이를 마다할 수가 없다. 결국, 식사를 마칠 즈음에는 과하게 먹었다고 느끼며 죄의식에 빠진다.

그런데 아이들은 식사하는 동안 자신의 욕구를 따르는 경우가 흔하다. 자녀에게 밥을 다 먹으라는 소리를 한 번도 안 해본 부모가 있을까? 그런데 어떤 이유로 밥을 남기지 말고 다 먹으라고 그랬던 걸까? 음식을 낭비하지 말아야 하니까? 그런 이유라면, 애초에 음식을 적게 담아야 하지 않았을까? 부모로서 자녀가 잘 먹는 모습을 보는 것이 얼마나 기쁘고 더 나아가 위안이 되는지 너무도 잘 안다. 하지만 우리는 아이들의 공복감과 포만감을 존중하고 이런 신호들을 교란하지 말아야 한다. 대부분의 경우, 좋은 신호들이기 때문이다.

### 압박감 제로 다이어트 tip

**허기와 식욕을 구별하는 법을 터득하라.**
**이를 위해 자기 몸과 감각에 촉각을 곤두세우도록 한다.**
**이렇게 하면 배 터지듯 먹거나**
**아니면 식사를 마치고도 배를 곯는 일은 없게 된다.**

31

# 수프는 괜찮아도 스무디는 안돼

## 홀짝홀짝 마시는 것보다 꼭꼭 씹는 편이 좋다

앞에서 오렌지 주스 한 잔을 마실 때 드는 포만감과 오렌지를 네 조각으로 잘라 먹을 때 느끼는 포만감이 다르다고 설명한 바 있다. 이렇게 차이가 나는 데는 이유가 있다. 오렌지를 먹으려면 씹어 먹어야 하고, 마지막 조각까지 다 먹을 때쯤이면 질려버릴 수도 있다. 반면 주스는 거뜬히 두세 잔은 연달아 마실 수 있다.

스무디도 마찬가지이다. 갈아놓은 거라 아무렇지도 않게 한두 잔쯤은 연이어 마실 수 있다. 이에 반해, 스무디에 들어가는 모든 과일을 갈지 않고 씹어 먹기란 쉬운 일이 아니다.

## 수프는 따끈하게

“주스나 스무디가 그렇다면 수프도 마찬가지겠죠?”

그렇다. 하지만 다른 점이 하나 있다. 수프를 먹으면 배가 부르다는 점인데, 수프 섭취를 자제하라고 권고하는 사람은 없다. 그 이유는 온도 때문이다. 스무디나 주스와 달리 수프는 따뜻한 음식이라서 천천히 마시게 된다. 먹으면 식욕이 돈다고들 하지만, 사실은 시간이 지나면서 천천히 포만감이 찾아온다. 그래서 빨리 먹을수록 포만감이 덜 드는 것이다. 따라서 주스는 서너 잔을 어렵지 않게 연달아 마실 수 있지만, 따뜻한 수프는 두 번째 사발을 다 먹으면 배가 불러온다. 이 대목에서 다시금 기본 원칙을 짚고 넘어가겠다. 부디 천천히 먹자.

## 건강한 대안, 수프

게다가 수프는 끼니마다 먹어도 살이 찌지 않는다. 오히려 수프 속 채소에 함유된 많은 미네랄과 비타민이 몸매뿐만 아니라 건강에 긍정적인 영향을 준다. 다만 시판되는 가공 수프는 염분이 많고 채소는 빈약하게 들어 있어, 약간의 채소와 함께 물을 마시는 셈이 되니 주의하자.

또 하나의 장점은 수프는 누구든 쉽게 만들 수 있다는 점이다.

요리 솜씨가 형편없어도 말이다.

## 압박감 제로 다이어트 tip

한 끼 식사로 따뜻한 수프를 먹으면
배도 부르면서 수프에 포함된 채소의
유익한 성분도 섭취할 수 있다.

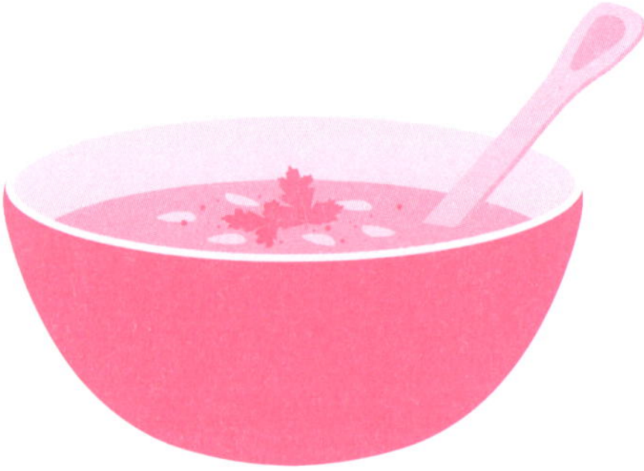

32

# 꼭 지켜야 할 약속 두 가지, 점심과 저녁

## 한 끼 거르면 살이 찐다

앞에서 가능하면 아침을 먹지 말고 종종 간헐적 단식을 하라고 조언한 바 있다. 그런데 단순하게 말하면 단식이란 결국 끼니를 한두 끼 거르는 것과 같지 않은가? 하지만 간헐적 단식과 끼니를 거르는 것은 엄연히 다른 일이다.

간헐적 단식을 할 때는 의도적으로 온전히 몰입해서 하게 되므로, 간헐적 단식 일정에 따라 일과를 계획한다. 가령 계획에 따라 오후 3시에 점심을 먹는다고 알고 있으면, 몸도 그렇게 되리라고 알고 있다. 마찬가지로 아침을 먹지 않을 것이고, 정오에는 여러 활동을 해야 해서 식사는 오후에 하게 되리라는 것도 몸은 알고 있다. 경험에 비추어보면, 단식이 끝나는 순간에 반드시 많이 먹는 것은 아니다. 식사의 양이나 질 모두 전형적인 식사와 아주 비슷하다. 더 잘 먹는 것도 아니고 그렇다고 더 못 먹는 것도 아니다. 더 많이 먹지도 더 적게 먹지도 않는다.

반면, 운이 나빠 한 끼 거르게 되는 경우는 어디까지나 예상 밖의 상황이다. 먹어야 하는 시간이지만, 시간이 촉박하거나 응급 상황이 발생한 경우이다. 그러면 공복감은 욕구불만으로 이어진다. 단언컨대, 그 뒤에 오는 식사는 무법천지가 된다. 훨씬 더 많이 먹게 되고, 아무렇게나 먹게 된다. 그렇기에 끼니를 거르지 않는 것이 절대적으로 중요하다.

한 끼를 거르면 그다음 끼니에는 훨씬 더 달고 기름진 음식을 먹을 위험이 있다. 그 결과, 혈당 피크에 영향을 주게 된다. 즉 이렇게 칼로리가 매우 높은 식사를 하게 되면 혈당이 수직상승 하게 된다. 그런 다음, 금세 혈당이 떨어져서 포만감도 금세 사라진다. 그러면 많은 양의 음식을 먹어 치우면서도 몇 시간 후에는 다시 배고파질 위험이 생긴다.

## 끼니를 여러 번 거르면 살이 찐다

과체중이나 비만 환자와 상담하다 보면, '제대로 식사하지 않는다, 점심이나 저녁을 먹지 않는다'고 하는 사람들이 많다. 흔히들 밥을 먹지 않으면 열량이 줄어들어 체중이 줄 것 같지만, 밥을 먹지 않아도 군것질을 하면 체중은 는다.

명심하라. 몸이 배고픔을 느끼면, 어떻게 해서든 조금이라도 열량을 아끼려 든다. 그러면 신진대사가 느려지고, 아무리 작은 빵 한 조각이라도 다 몸에 저장해버린다. 그래서 저녁을 안 먹는 것과 '단지' 군것질만 하는 것은 절대로 동급이 아니다. 밤마다 10시에 아이스크림이나 초콜릿 무스를 폭식하는 것보다는 제대로 된 식사를 하는 것이 더 바람직하다. 실제로 군것질로 섭취하는 열량 하나하나를 몸에 저장해서 체중이 늘어나기 때문이다. 따라서 제대로 된 식사는 하루에 최소한 두 번은 해야 한다.

## 저녁, 얼마든지 드세요.
## 단, 너무 늦지 않게!

식사는 언제 하는지 시간이 중요하다. 밤 10시에 먹는 저녁밥과 저녁 6시에 먹는 저녁밥이 신진대사에 미치는 영향은 절대로 같을 수 없다. 그런데 우리의 생활방식 때문에 저녁 시간이 점점 늦어지고 있다. 나 역시 7시에 아이들 저녁을 챙겨 먹이고 재운 다음, 종이를 분리수거 한 뒤 9시쯤 식사를 하는데, 어떤 날은 일이 너무 많아서 밤 11시나 자정이 다 되어서야 저녁을 먹을 때도 있다. 물론, 이보다 늦게 저녁 식사를 하는 날도 부지기수다. 하지만 가능한 한 이른 시간이나 최대한 늦지 않은 시간에 저녁밥을 먹는 것이 바람직하다.

실제로 우리 뇌에는 거의 모든 인체 기능을 설정하는 생체시계가 있다. 이 시계는 하루 24시간에 동기화되어 있다. 이것이 바로 일주기 생체리듬이다. 이에 따라 인간은 낮에 활동하고 밤에는 잠을 자야 한다. 이런 생체시계를 지키지 않으면 많은 질환에 노출된다. 수면 장애, 심혈관질환, 더 나아가 몇몇 암에 걸리게 되고, 비만에 걸릴 위험에도 노출된다. 같은 식사라도 늦게 먹으면 살이 찌기 때문이다. 몇몇 연구에 따르면, 식사 유도성 열생산량(DIT)은 아침보다 저녁에 더 적다. 같은 음식을 저녁에 섭취하면 열량을 덜 태운다는 뜻이다.[1] 지방은 지방세포라고도 불린다. 지방세포 역시 생체시계에 종속되어 있다. 설치류를 대상으로 지방의 생체시계 정보를 지닌 유전자를 제거하면 그 설치류는 비만해진다.[2]

따라서 무엇을 먹느냐만이 아니라 언제 먹느냐도 중요하다. 이를 입증한 연구가 하나 있다. 과체중이거나 비만 상태인 사람들을 두 그룹으로 나누어, 한 그룹은 6시 전에 저녁을 일찍 먹게 하고 다른 그룹은 4시간 뒤인 10시쯤 저녁을 먹게 했다. 채혈을 통해 주요 요인들을 측정했고, 체온과 에너지 소비량도 측정했다. 연구자들은 지방세포의 생체조직검사도 실시해서 저녁 식사 시간이 인체에서 지방을 생성해서 저장하는 방식에 어떻게 영향을 미치는지를 확인했다. 두 그룹을 제대로 비교하기 위해, 연구를 왜곡할 수 있는 여러 가지 요인, 가령 실험 참가자들의 열량 공급량이나 신체 활동량, 수면 차이 등이 고려되었다.

실험 결과는 이론의 여지없이 명백했다. 6시 대신 10시에 저녁을 먹으면 지방 감소량이 줄어들고, 공복감이 증가하며, 지방 축적이 촉진되는 것으로 나타났다. 달리 말하자면, 같은 식사를 하더라도 밤 10시에 먹으면 저녁 6시에 먹을 때보다 살이 더 찐다.[3]

### 압박감 제로 다이어트 tip

가능한 한 이른 시간에 저녁 식사를 하면
체중이 증가하는 것을 피할 수 있다.

33

# 빠진 살 다시 찌지 않기

다이어트 과정 중에서 가장 큰 도전은 줄었던 체중을 다시 원래대로 돌아가게 하지 않는 것일 테다. 독한 다이어트는 대부분 처음 체중으로 돌아가는 것으로 끝날 뿐만 아니라, 덤으로 2~3kg 더 찌기까지 한다. 이렇게 되지 않도록 막으려면 어떻게 해야 할까?

## 다이어트, 하지 마세요!

이번에도 기적의 비법은 없다. 절대 불변의 상수처럼 이 책의 첫 부분에서부터 계속 강조하는 말이지만, 굶는 다이어트는 하지 말라. 그보다는 식습관의 균형을 회복해서 개선하는 쪽으로 생각하라. 그 첫걸음은 생활방식을 바꾸는 것이다. 신체활동, 수면위생,

스트레스 관리와 스트레스 줄이기 등이다. 이들 요인을 간과해버리면, 세상에 존재하는 모든 방법을 동원해서 식습관을 개선하더라도, 다시 살이 찌게 된다. 신체활동과 수면, 스트레스, 식습관을 한 의자를 지탱하는 네 다리라고 생각하라. 그중 하나만 없어도 의자는 균형을 잃고 휘청인다. 다리 두 개를 제거하면 의자는 쓰러지고 만다.

그러므로 주도적으로 생활방식을 바꾸어야 한다. 그러면 가능한 최고의 건강 상태에 점차 가까워질 수 있다. 그렇다고 만사형통, 병에 걸리지 않는다는 말은 아니다. 다만 그럴 가능성이 줄어든다는 뜻이다.

## 절도 있게 즐기는 법을 배우라

먹는 즐거움을 박탈당하면 우리 뇌는 언젠가는 그 욕구불만을 보상받으려 한다. 그러므로 즐거움을 누리되, 합리적인 방식으로 누리는 법을 배워야 한다. 우리에게는 레스토랑에 가서 외식하면서 코스에 따라 전채요리-주요리-디저트를 먹으며 즐거움을 만끽할 권리가 있다. 가뭄에 콩 나듯 가끔 그렇게 하면 아무 일도 생기지 않는다. 하지만 신진대사와 마이크로바이옴이 특이한 사람이라면 모를까 이런 일탈이 잦아지면 다시 체중이 늘어난다.

나도 약간 극단적인 다이어트로 급격히 체중을 줄이면서 그

대가를 톡톡히 치른 바 있다. 혹독한 다이어트 결과, 5kg 감량이라는 매우 만족스러운 결과를 얻었다. 정말로 큰 희생을 치렀기에 그럴 만한 자격이 충분했다. 하지만 이 5kg은 단 몇 주 만에 원래대로 돌아가고 말았다. 제약을 지키기 너무 어려웠던 데다, 이미 굳어진 나의 생활방식이 변화에 제대로 적응하지 못한 것이 원인이었다. 너무 늦게 잠자리에 들었고, 신체활동을 거의 하지 않았으며, 무엇보다도 접시에 담아 결국 입으로 들어가는 음식이 어떤 파급효과를 미치는지 아직 제대로 파악하지 못하고 있었다.

인체를 자동차라고 생각해보자. 좋은 휘발유를 넣고, 정기적으로 검사도 받고, 관리를 잘하면, 자동차는 오래도록 잘 굴러간다. 때때로 여기저기에 고장이 날 수는 있다. 타이어에 바람이 빠지거나, 조명이나 배터리에 문제가 생긴다거나…. 하지만 고칠 수 없는 문제는 생기지 않는다. 우리 몸도 정확히 같은 방식으로 작동한다. 우리가 먹는 음식은 모두 우리 인체에 긍정적이거나 부정적인 영향을 미친다.

또한, 삶에는 체중 감량에 다소 적합한 시기가 있다는 사실도 인정해야 한다. 여성은 임신이나 폐경처럼 호르몬 변동이 심한 기간이 있기에 특히 그렇다. 자녀가 생기거나 50세가 다가오면 '처녀 적' 몸무게가 될 수 없다는 사실을 받아들여야 한다. 다시 한번 자동차에 비유한다면, 그 어떤 자동차라도 시간이 지나면 처음 인도받았을 때와 같을 수는 없다. 그렇다고 상대적으로 훌륭하지 못한 자동차인 것은 아니다. 그저 그것이 인생이기 때문이다.

우리도 마찬가지이다. 관리 잘된 자동차처럼 우리도 '이상적인 건강 체중'을 유지해야 한다. 건강 체중을 유지하면 늘 컨디션이 좋고, 두 개 층을 걸어 올라가도 숨이 차지 않는다. 정상혈압을 유지할 수 있고, 더 나아가 체질량지수도 18.5~25 사이를 벗어나지 않을 수 있게 된다. 그 밖의 것들은 사소한 문제일 뿐이다. 나 역시 똥배가 살짝 나왔고, 딱히 근육질도 아니며, 마라톤을 뛰지도 않지만 현재로서는 '균형 잡힌' 삶을 유지하는 데 필요한 다른 요소들은 충족하고 있다. 우리는 이런 목표를 가지고 자기 몸에 대해 관대하되, 긍정적이면서도 확고한 자세를 잃지 말아야 한다. 이러한 요소들은 어떤 사람들에게는 공허하게 들릴 수도 있지만, 분명히 과학적으로 유효하다고 입증된 것들이다.

꾸준히 자신의 체중을 확인하며, 늘 의욕과 도전정신을 가지고 스스로 목표를 설정하는 사람들이야말로 결국에는 체중 감량에 성공하고, 이렇게 감량된 체중을 장기간 유지할 수 있는 것이다.[1]

## 감량한 체중을 유지하기 위해 당 섭취를 줄여야 할까?

이 책 곳곳을 보면, 문제를 일으키는 주범이 당이라는 사실을 알 수 있다. 다만 설탕이나 과일에 함유된 당을 가리키는 것이 아니라, 초가공 식품 속에 감춰져 있는 당을 말하는 것이다. 지방을 먹는 것, 좋은 지방을 섭취하는 것은 문제가 되지 않는다.

1년 이상의 기간에 걸쳐 체중을 감량한 약 7만 명을 대상으로 한 연구가 있다. 참가자들은 저당 다이어트 그룹과 저지방 다이어트 그룹으로 나뉘었다. 두 그룹을 비교한 결과, 저당 다이어트의 체중 감량 효과가 더 컸다. 반면 저지방 다이어트 그룹은 고지방 다이어트를 한 참가자들과 마찬가지 수준으로 체중이 안정되었다. 이러한 결과를 바탕으로, 저당 다이어트가 다른 유형의 다이어트보다 효과적이라고 추정할 수 있다.[2]

달리 말하면, 우리의 주적은 지방이 아니라 당이다. 그렇다고 나쁜 지방을 억지로 먹으라고 권하는 것은 아니다. 좋은 지방과 나쁜 지방은 분명히 구별해야 한다. 아보카도나 연어, 아몬드에 함유된 지방이 좋은 지방이고, 동물성 포화지방이나 초가공 식품이나 팜유, 튀긴 음식에 함유된 포화지방이 나쁜 지방이다.

### 압박감 제로 다이어트 tip

**감량한 체중을 원래대로**
**돌아가게 할 뿐만 아니라 더 찌지 않으려면,**
**당을 멀리하라.**

34

# 마이크로바이옴 파워

마이크로바이옴은 치료와 예방뿐만 아니라 공공보건 차원에서 차세대 혁명을 이끌 주역이다. 내가 의대에 다닐 때만 해도 학교에서는 마이크로바이옴을 가르친 적도, 심지어 언급한 적도 없다. 그 시절 이후로 과학 연구가 발전하면서 소화관 속 마이크로바이옴 또는 장내 세균총이 우리 인체 전반, 특히 체중 증감에 중요한 역할을 한다는 사실이 밝혀졌다.

## 마이크로바이옴이란 무엇인가?

마이크로바이옴은 특정 환경에 서식하는 미생물 전체 — 세균, 바이러스, 기생충, 균류 — 를 말한다. 이런 미생물은 우리 몸

곳곳에 존재하면서 다양한 마이크로바이옴의 유형을 결정한다. 사실, 우리 신체 기관 전체는 좋은 건강을 유지할 수 있게 해주는 유익균이 점령하고 있다. 입, 피부, 질, 폐, 소화관 등 각 기관에는 고유한 마이크로바이옴이 존재한다.

세균 수 측면에서 보면 장내 마이크로바이옴이 가장 중요하다. 우리 소화관에는 1조 마리가 넘는 미생물이 산다. 참고로, 우리 뇌에는 1,000억 개에 조금 못 미치는 수의 뉴런이 있다. 이것만 보아도 우리가 어느 정도로 이러한 미생물의 '서식지' 역할을 하는지 알 수 있다.

## 체중과 마이크로바이옴의 역할

비만 환자들의 소화관 마이크로바이옴을 연구하는 과정에서 마이크로바이옴이 체중 조절에 중요한 역할을 하는 것이 발견되었다. 1940년대 이래 발표된 수많은 연구들이 있었는데, 이들 연구 덕분에 체중 감량은 마이크로바이옴 변화를 수반한다는 사실이 밝혀졌다. 이는 마이크로바이옴을 바꾸면 살이 빠질 수도 있고, 반대로 마이크로바이옴이 교란되면 살이 찔 수도 있다는 것을 분명히 알려주고 있다.

체중 증가에 있어서 마이크로바이옴이 담당하는 정확한 역할은 마이크로바이옴을 구성하는 세균에 의해 결정된다. 이들 세균

덕분에 같은 음식이라도 열량을 더 많이 흡수할 수도, 더 적게 흡수할 수도 있다. 또한 식욕 조절 중추를 통제하는 것 역시 이들 세균이다. 이 세균들은 지방 저장을 조절하고, 염증 수준을 변동시킬 뿐만 아니라, 생체시계의 기능을 바꾸기도 한다. 이러한 생리적 변화의 결과물이 바로 체중 증가 — 와 비만 — 이다.

따라서 살이 찌지 않고, 더 나아가 살을 빼려면, 좋은 마이크로바이옴이 필요하다.

## 그렇다면 좋은 마이크로바이옴이란 무엇인가?

우리가 지닌 마이크로바이옴이 좋은지 나쁜지 알 도리는 없다. "시작부터 좋군요!"라고 할 테지만 이것이 현실이다. 의학적으로 체중, 신장, 혈압, 콜레스테롤 수치 등 수많은 요인을 측정할 수 있지만, 현재로서는 좋은 마이크로바이옴이 무엇인지 알 수는 없다. 마이크로바이옴을 분석해주는 민간업체들이 있지만, 이런 시도는 과학적으로 유효성이 입증되지 않았다. 아마 언젠가는 교란된 마이크로바이옴을 분석한 후 그 균형을 회복할 수 있는 날이 올 것이다. 하지만 현재 시점에는 공상과학 속 이야기일 뿐이다.

왜 그럴까? 이른바 '정상'이라는 장내 세균총을 어떻게 규정해야 할지 아직 의사들도 알지 못하기 때문이다. 앞서 언급했던 사설업체들은 의뢰인의 장내 세균을 그들이 '건강'하다고 간주하는 사람들의 장내 세균과 비교한다. 하지만 건강한 사람의 기준이 무엇일까? 건강의 기준이 될 사람들 가운데는 어쩌면 자신도 모르게 병을 앓고 있는 사람이 있을 수 있다. 또는 마이크로바이옴을 변질시킬 행동을 하는 사람들도 있을 수 있다. 이런 사람들은 아마 건강하지 않을 것이다. 그러므로 쓸데없는 곳에 돈을 낭비하지 마시라. 균형을 잃은 마이크로바이옴의 균형을 회복할 다른 방법은 얼마든지 있다.

## 체중 조절에 가장 효과적인 세균은?

마이크로바이옴은 아직 완전히 정복하지 못한 영역이다. 그렇다고 마이크로바이옴의 기능에 대해 완전히 무지한 것은 아니다. 아마도 우리가 알지 못하는 효과적인 세균이 아직도 수십 가지 — 어쩌면 수백 가지 — 나 존재할 수 있다. 하지만 몇몇은 이미 그 정체가 밝혀졌다.

후벽균과 의간균 같은 몇몇 세균은 비만에 중대한 역할을 한다.[1] 후벽균은 같은 음식물에서 더 많은 열량을 추출하는 능력이 있어서 체지방을 증가시킨다.[2] 의간균은 체중 증가를 억제하게 한다.

또 다른 세균인 아커만시아 뮤시니필라(Akkermansia miciniphila)는 우리 신진대사에 핵심적인 역할을 하는 것으로 알려져 있다.

실제로 연구자들이 3개월간 하루에 1,010마리의 A. 뮤시니필라를 보충해서 섭취하게 했더니 인슐린 감수성 — 즉, 효율성 — 이 개선되었고, 콜레스테롤이 감소했으며, 체중이 조금 줄고, 골반 둘레가 감소했다.[3]

마찬가지로 젖산균도 체중 조절에 근본적인 역할을 한다. 락토바실루스 파라카세이(Lactobacillus paracasei)는 비만과 역상관관계에 있다 — 마이크로바이옴에 이 균이 많이 존재할수록 비만 가능성이 낮다. 반면 L. 루테리와 L. 가세리는 체중 증가와 상관관계에 있다.[4] 가령 이들 젖산균 가운데 몇몇은 식후 포만감을 조절한다.[5] 음식을 먹은 후 공복감이 빨리 들거나 늦게 드는 이유를 결정하는 것이 바로 이들 균이다.

하프니아 알베이(Hafnia alvei)의 경우, 포만감 호르몬 생성을 담당하는 효소의 출현을 촉진하는 능력이 있다. 또한 식욕 감퇴와 관련한 뉴런의 활동에도 관여한다. 이렇게 해서 포만감을 향상하여, 비만 환자들의 체중과 체지방을 줄여준다.[6] 이중 맹검법(二重盲檢法, double-blind tria)으로 통제한 연구에 따르면, 하프니아 알베이 — HA4597 — 를 하루 두 캡슐 용량으로 섭취하게 했더니, 이를 복용한 그룹은 위약 그룹보다 빠르게 체중이 감소했다.[7] 이 연구는 실험을 수행할 때 편향의 작용을 막기 위해 실험이 끝날 때까지 실험자와 피험자 모두에게 특정한 정보를 공개하지 않는 이중 맹검법으로 진행된 탓에, 환자도 의사도 누가 무엇을 먹는지 몰랐다. 그래서 의사와 환자의 행동이 아무런 영향을 받지 않을 수 있었다.

## 프로바이오틱스에 대해서는 어떻게 생각하는가?

그렇다면 이런 의문이 든다. 몇몇 세균 종이 체중 감량에 도움을 줄 수 있다면, 왜 그냥 입으로 직접 섭취하지 않는 걸까? 내일이라도 프로바이오틱스로 체중을 감량할 수 있으면 과체중이나 비만과 관련된 많은 질병과 작별을 고할 수 있을 텐데 말이다.

그렇다. 몇몇 세균은 체중 조절에 도움을 주는 것이 맞다. 그렇다고 앞뒤 가리지 않고 무작정 프로바이오틱스를 섭취해야 할까? 물론 아니다. 건강 보조제 형태로 섭취하려 하기 전에 알아둘 것이 있다. 이들 프로바이오틱스는 우리가 먹는 음식에 모두 들어 있다. 비만 환자의 경우는 마이크로바이옴이 질적으로나 양적으로 빈약하다.[8] 따라서 마이크로바이옴이 다양하게 구성될수록 비만으로 갈 위험이 적어진다.[9] 그러려면 어떻게 해야 할까? 균형 잡힌 식단으로 골고루 먹으면 된다.

## 다양하게 구성된 밥상으로 마이크로바이옴을 다양화하라

다양한 균종으로 구성된 질 높은 마이크로바이옴을 조성할 최고의 방법은 자연과 조화를 이루는 다양한 식단을 선택하는 것이다. 그 옛날 수렵 채집 생활을 했던 우리 조상들은 1년 365일 토마토를 먹지 않았다. 그들은 자연의 순리를 따랐다. 그들의 마이크로바이옴도 마찬가지로 철 따라 변했다.

다양한 음식을 섭취할수록 마이크로바이옴은 풍요로워진다. 그러니까 온갖 음식을 조금씩 다 먹도록 노력해야 한다. 어렸을 적에는 무를 싫어했지만 크면서 종종 먹기 시작하다가 지금은 꾸준히 먹는 식으로 마이크로바이옴에 양분을 공급한다고 생각한다. 거부감이 드는 음식이 있다면, 아이들에게 하듯, 다른 방식으로 요리해보라. 콜리플라워를 썩 좋아하지 않는 경우 그라탕으로 만들어 먹으면 너무 맛있다! 아니면 싫어하는 재료를 섞어서 수프를 만들어 먹어 보라. 이렇게라도 먹으면 전혀 안 먹는 것보다는 낫다.

## 섬유질이 풍부한 식단을 선택하라

좋은 마이크로바이옴을 조성하려면, 프리바이오틱스 역할을 하는 섬유질이 풍부한 음식을 먹는 것이 중요하다. 마이크로바이옴을 이루는 균들은 섬유질을 먹이 삼아 짧은사슬지방산을 생성하기 때문이다. 이렇게 생성된 지방산이 포만감을 느끼게 해주고, 체중 감소를 촉진한다.

베네수엘라 아마존 열대림에 사는 야노마미 부족을 아는가?[10] 이 부족은 세상에서 가장 다양한 마이크로바이옴을 지닌 민족이다. 이 부족의 특성은 우리 조상들처럼 수렵 채집 생활을 하며 산다는 것이다. 야노마미 부족민들은 초가공 식품은 전혀 섭취하지 않고 하루 120g에 달하는 어마어마한 양의 식이섬유를 섭취한다 — 참고로, 보건당국의 식이섬유 1일 섭취 최소 권고량은 25g이다.

섬유질은 마이크로바이옴을 이루는 균 중에서 앞서 언급한 지방산을 생성할 수 있는 균을 선별하게 한다. 그래서 식이섬유를 많이 섭취할수록 우리의 마이크로바이옴은 풍요로워지고, 그렇지 않으면 반대로 된다. 이는 우리 마이크로바이옴이 세대에 세대를 거치면서 악화하는 이유 가운데 하나이다. 섬유질 부족으로 마이크로바이옴이 빈약해져서, 다시 식이섬유가 풍부한 식단으로 돌아와도 몇몇 세균은 더 이상 발견할 수 없을 정도까지 된다. 그러므로 강낭콩, 녹색 잎채소, 렌즈콩을 챙겨 먹자. 우리의 건강만 지켜주는 것이 아니라 다음 세대의 건강도 지켜줄 테니.[11]

## 잊지 말자, 항산화물질

세포가 기능하려면 산소를 사용해서 노폐물과 활성산소를 생성하게 된다. 이런 현상은 어디까지나 자연스러운 것이지만 결국에는 인체의 노화로 귀결된다. 이때 활성산소가 과다 생성되면 노화가 가속화된다. 세포의 노화가 바로 세포의 산화이다. 항산화물질이 풍부한 음식을 섭취하면 세포가 조기 노화되지 않도록 보호하고 몇몇 심혈관질환 발병을 억제한다.

항산화물질 가운데 폴리페놀은 블루베리나 말린 자두, 키위, 포도, 사과뿐만 아니라[12] 차나 커피에도 함유되어 있다. 이런 폴리페놀은 마이크로바이옴을 풍요롭게 만들 수 있다. 가령 블루베리는 비피더스균의 양을 증가시킨다[13]. 블루베리를 섭취하면 심혈관 건강이 향상되고, 염증 수치가 떨어지며, 당뇨의 원인이 되는 인슐린 저항성이 감소한다.

그러므로 이러한 항산화물질을 섭취하면 건강에 좋은 것이 맞다. 하지만 이것이 과연 체중 변화에 영향을 끼칠까? 이와 관련해서 거의 80년간 12만 명을 추적 관찰한 미국의 연구 결과가 있다. 이에 따르면, 활성산소를 섭취한 덕분에 체중이 증가하는 것을 막을 수 있었다. 따라서 활성산소는 비만 예방을 위해 중요한 역할을 하는 것으로 보인다.[14]

## 초가공 식품을 피하라

식이조절을 하는 동안 마이크로바이옴이 변한다면, 대체 왜 다시 살이 찌는 걸까? 그 이유는 우리가 예전의 '나쁜 식습관'으로 돌아가기 때문이다. 특히 사이렌의 유혹처럼 초가공 식품의 유혹에 넘어가기 때문이다. 앞서 우리는 초가공 식품을 추적해서 우리 식단에서 몰아내는 방법을 살펴보았다. 감미료를 함유한 저지방 식품도 마찬가지이다. 자녀들이 좋아하는 푸딩의 성분표를 한번 확인해보라. 그러면 이런 식품들이 어느 정도로 초가공 되었는지 알 수 있을 것이다.

프랑스 국립보건의학연구소에서는 연구 결과, 인공감미료와 심혈관질환이나 암의 발병 위험 증가 사이에 연관 관계가 있다고 결론지었다.[15] 한편, 한 이스라엘 연구진은 이런 인공감미료, 특히 사카린과 수크랄로스를 섭취하면 포도당 반응이 교란되어 당뇨가 촉진된다고 입증했다. 이러한 연구 결과를 보강하기 위해, 연구진은 감미료를 섭취한 실험 대상자들의 마이크로바이옴을 채취해서 건강한 생쥐의 몸에 이식했다. 그 결과, 이식받은 생쥐들에게서도 비정상적인 포도당 반응이 일어났다.[16]

## 항생제 복용을 제한하라

나는 전작《압박감 제로. 절대 아무것도 바꾸지 말라!》에서 항생제 복용을 제한해야 한다고 주장한 바 있다. 물론, 그 입장은 여전히 바뀌지 않았다. 다만 환자들에게 제시하는 논거가 달라졌다. 예전에는 항생제 내성의 위험성을 — 항생제류를 과다 복용하면 인체가 항생제에 더 이상 민감하게 반응하지 않는다고 — 강조했다. 그러다가 타깃이 빠졌다는 것을 깨달았다. 그래서 이제는 진료할 때 항생제 처방을 요구하는 환자 한 사람 한 사람에게 항생제가 환자의 장내 세균총을 변질시킬 것이라 설명한다. 가령 아목시실린이 소화관을 보호하고 건강을 유지해주는 것으로 알려진 균을 파괴할 수 있다고 설명하면, 환자들이 훨씬 잘 받아들이는 것 같다.

그렇다고 이 말을 곡해하지 말기를 바란다. 항생제는 예전에도 그랬듯 지금도 세상의 많은 생명을 구한다. 다만 우리가 항생제를 너무 많이, 특히 잘못된 지시에 따라 남용하고 있는 것이 문제이다.

한편 항생제를 남용하면 살이 찐다. 1940년대부터 연구자들은 동물을 대상으로 항생제를 사용하면 체중 증가의 원인이 된다는 사실을 깨달았다.[17] 그 후로 이어진 많은 연구 결과, 어린아이들의 경우 항생제 복용과 체중 증가 사이에 연관 관계가 있음이 밝혀졌다. 40만 명 이상의 어린이들을 대상으로 한 대대적인 연구에 따르면, 항생제 복용이 비만 위험을 키운다는 것이 입증되었다. 즉 어린아이가 항생제를 많이 복용할수록 비만 위험은 증가한다.[18] 그러므로 항생제 사용을 자제하도록 하자.

## 식습관만으로 충분치 않다면 마이크로바이옴을 개선하라

연구자들은 쥐의 마이크로바이옴을 다른 쥐에게 이식하는 과정에서 마이크로바이옴과 체중에 대해 가장 많이 알게 되었다. 비만 쥐를 대상으로 한 연구에서 이들은 쥐의 체중을 줄이기 위해 수술을 진행했다 — 비만 수술은 위의 크기를 1/3로 줄이는 외과적 수술이다. 수술받은 쥐의 체중이 목표대로 변화하자, 연구자들은 쥐의 마이크로바이옴을 채취해서 다른 비만 쥐에게 이식했다. 수술받은 쥐의 마이크로바이옴이 흡수되자, 같은 식단을 유지해도 체중이 줄었다.[19] 이와 반대로, 비만 생쥐의 마이크로바이옴을 채취해서 정상 체중의 생쥐에게 이식하면 정상 체중이었던 생쥐도 차례로 비만이 된다. 이런 실험 결과를 바탕으로, 다른 연구자들은 비만 생쥐의 마이크로바이옴을 날씬한 생쥐에게 이식했다. 그러자 날씬했던 생쥐도 차례대로 비만이 되었다.[20]

그렇다면 체중 감량이나 몇몇 질환 치료를 위해 건강한 사람의 마이크로바이옴을 다른 사람들에게 이식하는 방법을 고려해보면 어떨까? 현재 프랑스에서 대변 이식술의 유효성이 유일하게 인정되어 시술이 승인된 경우는 클로스트리듐 디피실리균(Clostridium difficile)이라는 특정 세균에 감염된 경우이다. 이식 성공률은 80%에서 간혹 90%까지 된다. 대변 이식술은 장차 다른 질병에까지 확대 적용될 수 있을 것으로 보인다. 현재 크론병과 궤양성 대장염으로 대표되는 염증성 장 질환을 대상으로 연구가 진행 중이다. 캐나다에서는 의료진이 궤양성 대장염 환자들을 치료하기 위해 6주간 주 1회 빈도로 대변 이식술을 시행했다. 시술받은 사례 가운데 24%에서 임상적으로 병세가 호전된 반면, 위약으로 치료한 경우는 5%가 차도를 보였다.[21]

마지막으로, 대변 이식술은 극히 복잡하다는 점 외에도 많은 문제점을 안고 있다. 이른바 '건강한' 공여자를 어떻게 선택할 것인가? 이 마이크로바이옴을 제대로 복용하려면 어떻게 해야 할까? 대변을 품은 젤을 삼켜야 할까 아니면 관장을 하고 항문으로 투약할까? 이식을 반복해야 한다면 장기적으로 감염 위험은 얼마나 될까? 공여자가 수여자에게 특정 질환을 옮길 위험은 없을까? 이처럼 답해야 하는 문제가 여전히 산적해 있지만, 꾸준히 발전하고 있는 과학에 기대를 건다.

식습관을 개선한 후, 자가 대변 이식술을 시술했을 때의 이점을 입증한 연구도 몇몇 있다. 원리는 간단하다. 다이어트 후 자신의 마이크로바이옴이 담긴 젤을 만들기 위해 자신의 대변을 채취하면 된다. 다이어트 후 달라진 자신의 마이크로바이옴을 주입하면 체중이 다시 증가해서 요요 현상이 일어나는 것을 억제할 수 있다. 현재로서는 이런 기법은 아직 유효성이 인정되지 않았다. 그래도 마이크로바이옴이 체중 감량에 힘을 발휘한다는 상당히 놀라운 전망은 할 수 있겠다.

## 압박감 제로 다이어트 tip

살찌지 않으려면, 더 나아가 살을 빼고 싶다면,
'집밥'을 먹고 제철 음식을 챙겨 먹으면서 균형 잡힌 식단으로
장내 마이크로바이옴을 돌보고 관리하라.

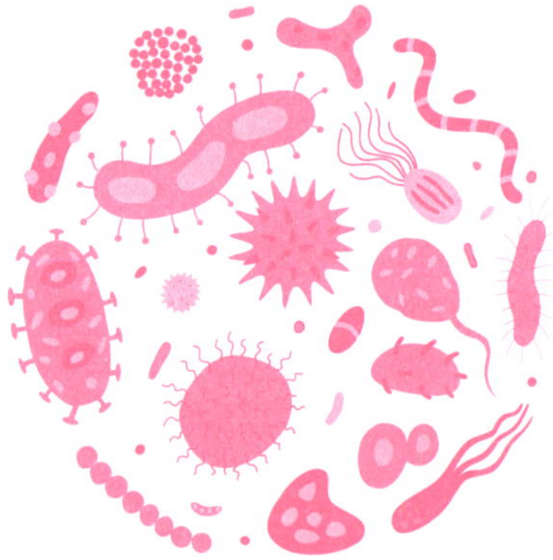

35

# 담배를 줄이면 체중은 늘기 마련?

이 장은 언젠가는 금연을 희망하게 될 애연가들에게 짧지만 요긴한 내용을 담고 있다.

## 금연하면 살이 찐다

담배를 끊을 때 가장 큰 걸림돌이 되는 것 중 하나가 체중 증가이다. 직접 경험했건 가까운 지인의 모습을 지켜보았건, 금연을 시도할 때 살이 찌는 것을 누구나 한 번쯤은 목격했을 것이다. 자, 단도직입적으로 말하겠다. 5kg 찔 테면 쪄라. 그보다는 담배를 끊는 편이 낫다! 그깟 몸무게쯤이야 이 책에 소개된 조언을 따르면 얼마든지 어렵지 않게 뺄 수 있다.

하지만 담배를 끊으면 살찐다는 이야기는 과학적으로 입증된 사실이다. 흡연자가 담배를 끊으면 평균 5kg이 증가하는 것으로 추산된다. 왜 그럴까? 담배가 신진대사를 가속화하기 때문인데, 담배 한 갑을 태울 때마다 200kcal를 태우게 된다. 담배를 처음 피울 때와 끊을 때 체중이 변하는 원인은 니코틴 때문이다. 담배를 피울 때 니코틴을 흡수함으로써 인체의 에너지 소비가 증가하고 식욕이 억제된다. 담배 피울 때 혈당이 상승하는 원인도 바로 이 니코틴 때문이다. 혈당이 상승하면 공복감을 담당하는 중추를 차단하기 위해 시상하부라는 뇌 부위로 메시지가 전달된다. 담배 피울 때 덜 먹는 이유가 바로 이 때문이다.

이뿐만 아니라, 흡연자들의 체중은 비흡연자들의 체중보다 2.5~5kg 적은 것으로 나타났다. 이러한 차이는 나이와 흡연 기간에 따라 크게 벌어진다.[1] 행동 변화 없이 — 즉 식단으로 상쇄하지 않으면서 — 담배를 끊을 경우, 체중이 증가할 수 있다. 여기에 더해서 명심해야 할 것이 하나 더 있다. 체중이 증가할 수 있는 이유는 사실은 흡연을 시작하면서 빠졌던 체중이 다시 원래대로 돌아가기 때문일 수 있다.

## 다 니코틴 탓!

이렇듯 담배를 끊으면 체중이 증가한다. 가끔은 아주 많이 늘기도 한다. 그 이유는 니코틴 부족 때문이다. 따라서 금연할 때 껌이나 패치처럼 니코틴 대체제를 활용하면 금연에 성공할 가능성이 더 커진다.

## 금연을 도와주는 동반자, 니코틴 대체제

패치는 니코틴을 정해진 용량만큼 하루에 걸쳐 공급한다. 그렇다면 어떤 패치를 붙여야 하는지 어떻게 알 수 있을까? 담배 한 개비를 대체하려면 니코틴 1mg이 필요하다. 따라서 하루 한 갑을 피운다면 니코틴 20mg이 필요하므로, 24시간마다 21mg짜리 패치를 부착하면 된다.

간혹, 흡연 욕구를 억누를 수 없을 때가 생길 수 있다. 이때는 지속적으로 니코틴을 공급하는 패치에 더해서 신속하게 작용하는 니코틴이 필요할 수 있다. 이런 니코틴은 껌이나 스프레이 형태로 나와 있다.

이처럼 다양한 니코틴 대체제 덕분에 금연 도전자들은 니코틴을 충분하게 공급받는다. 니코틴 부족은 스트레스를 유발해서 먹고 싶은 충동을 일으켜 군것질로 보상하게 만든다. 군것질은 곧 체중 증가를 의미한다. 이렇게 새로 살이 찌면 우울감이 커지면서 다시 담배를 피우고 싶은 유혹에 빠진다. 반면 니코틴을 적정량 섭취하면 이렇게 체중이 증가하는 것을 제한할 수 있다.

모든 가능성을 배제하려면, 하루 에너지 소비량을 늘리는 것 역시 중요하다. 담배로 태워버리던 200kcal를 다른 방법으로 소비해야 한다. 신체활동은 체중 증가를 제한하는 데 도움을 줄 수 있다. 또한 엔도르핀을 생성해서 우리가 즐거운 마음으로 금연할 수 있게 도와준다.

## 대마초와 체중 증가

대마초를 피우는 사람들도 담배를 피우는 사람들만큼 체중 문제에 노출되어 있다. — 그리고 담배와 마찬가지로 살 빼는 것보다 대마초를 끊는 것이 더 우선이다! 그런데 상황은 더 복잡하다.

대마초에는 테트라히드로칸나비놀, THC라는 주요 향정신성 물질이 함유되어 있다. THC는 뇌 속의 식욕 중추를 자극하여 많이 먹게 만든다. 신진대사를 가속화하는 니코틴이 함유된 담배와 함께 대마초를 피우면, 어떤 면에서는 THC에 의해 니코틴의 효과가 경감된다.

반면, 담배 없이 대마초를 피우는 사람들의 경우, 대마초 소비가 늘수록 체중도 증가한다. THC만 작용해서 식욕을 촉진하기 때문이다. 그래서 제약업계에서는 엔도카나비노이드라고 하는 대마초 수용체 차단제를 만들어냈다. 이 약의 임상실험 참가자들은 식단 변화 없이 약만으로 4.7kg을 감량하는 데 성공했다. 기적 같은가? 아니다! 안타깝게도 그 대가로 자살 충동이나 우울증 같은 심각한 부작용이 동반되었다.[2] 따라서 이 약은 이내 시장에서 추출되었다. 이 사례 역시 기적의 묘약이란 존재하지 않는다는 증거라 하겠다.

마지막으로 CBD라는 이름으로 더 유명한 칸나비디올은 어떨까? 별문제 없다. 다만 CBD는 식욕을 떨어뜨리는 부작용이 있을 뿐이다.[3] 하지만 기뻐하기는 이르다. 식욕 부진이라는 부작용이 생긴다면 — 약 10%에게 발생한다. — 졸음이나 설사, 구토 등 다른 부작용도 겪을 수 있다. 따라서 현재 알려진 바로는 CBD는 체중 감량에 딱히 유익하지 않다.

## 압박감 제로 다이어트 tip

금연하려고 할 때 **니코틴 대체제를 활용**하라.
금연에 효과적일 뿐만 아니라 걷잡을 수 없는
체중 증가를 막아준다.
또한 본격적으로 금연에 돌입하기 전에
식단 조절을 시작해서 2~3kg을 미리 감량하는 것도 좋다.
물론, 이것도 어디까지나 의무는 아니다.

36

# 체중 증가와 치료

안타깝게도 일부 치료 약은 부작용으로 살이 찔 수 있다. 하지만 살찐다는 이유로 치료를 그만두는 것은 말도 안 되는 소리이다! 그러니 주저하지 말고 약을 처방하는 의사와 이 문제를 상의하도록 하라. 처방에 따른 이익과 위험을 견주는 저울은 늘 이익 쪽으로 기울어야 한다.

## 치료도 하지만 살도 찌게 만드는 약물

정신의학과 치료가 체중 증가의 원인이 되는 경우는 허다하다. 하지만 이것이 유일한 원인은 아닐뿐더러 환자도 천차만별이다. 그래서 약을 쓸 때는 환자의 유전, 성별, 흡연과 같은 요인뿐만 아니라 치료제 용량이나 병세의 정도도 고려한다.

정신의학과에서 쓰는 약은 항우울제, 항정신병제, 항불안제, 기분 안정제, 각성제 등 다섯 가지로 분류된다. 주의력 장애에 주로 사용되는 각성제를 제외한 다른 약물은 체중 증가를 유발한다. 이렇게 살이 찌면 심미적 기준에서뿐만 아니라 많은 대사 합병증의 원인이 되기 때문에 문제가 된다. 가령 양극성 장애의 경우, 거의 절반에 해당하는 환자들이 직접적으로 이 병 때문이 아니라 심혈관질환으로 사망한다.

실제로 양극성 장애 치료제 또는 기분 안정제로 사용하는 리튬과 같은 약물은 체중 증가를 촉진한다. 그러면 악순환이 시작된다. 살이 찔수록 덜 움직이게 되고, 덜 움직일수록 살이 더 찐다. 가만히 앉아 있는 생활을 하면 살이 찌고, 동맥에 콜레스테롤 찌꺼기가 쌓이면서 혈관이 손상되며, 심장 기능이 떨어지고, 활동하지 않아서 쉽게 피로해지고, 결국 심혈관질환이 발병한다. 그러므로 이들 약품의 효과가 균형을 이루도록 최대한 노력하는 것이 무엇보다 중요하다.

## 항우울제와 음식 섭취

특별히 항우울제를 살펴보자. 대개 항우울제는 뇌 속의 화학적 메신저, 즉 신경전달물질의 농도를 증가시킨다. 여기에 해당하는 것이 바로 세로토닌이다. 세로토닌은 행동과 기분, 불안, 학습을 조절할 뿐만 아니라 동기부여와 의사결정에도 관여한다.

항우울제를 단기간 사용하면 충동성과 공복감이 감소한다. 그래서 치료 초기에는 조금 적게 먹을 수 있다. 하지만 약 복용 후 몇 달이 지나면, 식욕이 증가해 많이 먹게 되는데 주로 기름지고 달고 짠 음식에 대한 식욕이 증가한다.

저명한 런던 킹스칼리지에서는 10년간 영국인 30만 명의 데이터를 수집하여 연구를 진행했다. 그 결과, 가장 많이 사용되는 항우울제 12개 중 하나를 처방받은 환자들이 항우울제를 복용하지 않은 환자들보다 체중이 증가할 확률이 21% 더 높았으며, 2~3년간 연이어 사용한 뒤에 정점에 도달했다. 원래 과체중이었던 환자들은 항우울제 치료를 받으면 비만이 될 위험이 30% 더 높아졌다.[1]

## 항정신병제와 체중

세로토닌의 작용 말고도 정신의학적 치료는 가벼운 진정 작용을 촉진할 수 있다. 특히 조현병 등에 사용하는 항정신병제가 그렇다. 진정제를 투약받은 환자는 덜 움직이게 되고 따라서 에너지 소비량이 감소한다. 에너지 소비량 감소는 아무 조처를 하지 않으면 자동으로 체중 증가로 이어진다.

또한, 항정신병제는 공복감 중추와 대사 조절을 교란한다. 이는 도파민이나 히스타민, 몇몇 무스카린 수용체가 교란된 결과이다.

마지막으로, 향정신성 의약품 치료는 당 대사를 변질시키고, 콜레스테롤과 중성지방을 증가시킨다. 그 결과 대사증후군이 생긴다.

## 탈수와의 전쟁

일부 향정신성 의약품은 심한 구강 건조증을 유발하여 단 음료를 많이 마시고 싶게 해서 살찌게 만든다. 따라서 규칙적으로 물을 충분히 마시고, 갈증이나 탈수를 유발하는 경향이 있는 카페인이나 알코올 섭취를 피하는 것이 중요하다. 무가당 껌을 씹어서 침샘을 자극하는 것도 좋은 방법이다. 또한 타액 분비촉진제나 구강 스프레이를 처방받는 방법도 있다.

## 치료로 인한 체중 증가를 억제할 방법

치료는 받아야겠고, 체중이 늘어나는 것은 막아야 하는데 좋은 방법이 있을까? 솔직히 말하겠다. 도움이 될 방법이 있다. 그런데 지금부터 들려줄 조언은 압박감 제로와는 거리가 멀다. 하지만 효과가 좋다.

어떠한 정신의학 질환을 앓건, 가장 중요한 것은 바로 신체활동이다. 우선, 신체활동은 불안 장애, 우울증, 심지어 더 심각한 몇몇 장애를 개선한다. 맞다. 모든 정신질환이 신체활동으로 개선된다. 따라서 불안 장애나 우울증이 있다면 신체활동도 치료 과정에 포함한다. 환자들에게도 신체활동이야말로 완전한 치료 약이라고 이야기한다. 그래서 펜을 들고 처방전에 이렇게 적는다. "1주일에 적어도 3회 30분간 신체활동을 하세요." 그러면서 각자 원하는 운동을 하면 된다고 설명한다. 달리기, 수영, 근육운동, 자전거, 요가, 필라테스, 숲속을 빨리 걷기 등 어떤 운동인지는 중요치 않다. 핵심은 몸을 움직이는 것이다. 운동은 에너지 소비량도 늘리고 체중 증가도 억제한다.

메트포르민 같은 몇몇 항당뇨병제는 당뇨는 없어도 항정신병제 치료를 받는 환자들의 체중 증가를 막기 위해 처방되었다. 많은 연구 결과, 항정신병 치료를 받는 환자들 가운데 메트포르민 치료를 받는 그룹과 받지 않는 그룹을 비교했더니, 3kg이 조금 넘는 정도의 체중 차이가 있는 것으로 나타났다.[2] 프랑스에서는 정신질환 진단이 내려지면, 영양사의 체계적인 관리를 받고 해당 비용은 사회보장제도로 환불받을 수 있다. 또한 보건 전문가들도 정신질환 치료가 다이어트에 미치는 영향에 대해 경각심을 가지고 이를 예상해서 관리해야 할 것이다.

이러한 정보를 바탕으로 한 결론은 이러니 저러니 해도 담당의가 필요하다고 판단하면 항우울제 치료는 불가피하다는 것이다. 사실 우울증은 프랑스에서 가장 흔한 정신질환이다. 전체 인구의 20%가 살면서 한 번은 우울증을 앓는 것으로 추산되기 때문이다. 우울증은 치료나 관리를 받지 않으면 심한 경우에는 자살로까지 이어진다. 따라서 치료가 필요하다는 사실 자체에 의구심을 표하는 것은 말도 안 된다.

## 압박감 제로 다이어트 tip

체중 증가를 불러올 수 있는 약물 치료를 받고 있다면,
**규칙적으로 신체활동**을 하라.

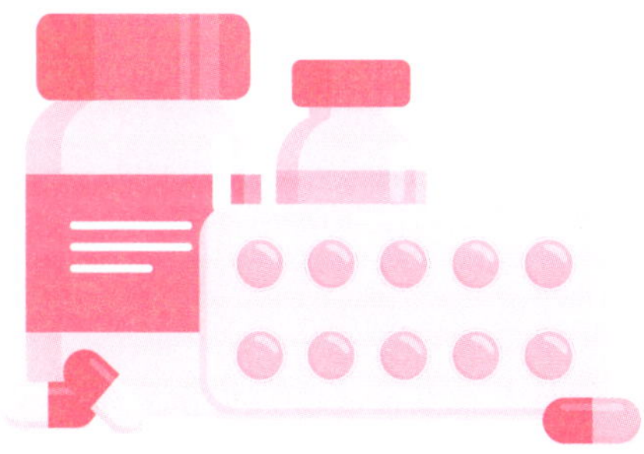

37

# 샌드위치는 금물

다짜고짜 샌드위치는 금물이라니, 제목으로는 이상하게 느껴지는가? 명심하라. 음식을 섭취할 때에는 스크린이나 SNS 같은 시청각적 자극을 멀리한 채 천천히 먹는 것이 중요하다. 식사 때마다 자리에 앉아서 먹으면 정신적으로도 소화관은 소화할 준비를 하게 된다. 뇌는 어마어마하게 복잡한 데다 특별한 능력이 있지만, 단순한 것들을 선호한다. 즉 잠은 침대에서 자고, 음식은 식탁에서 먹는 것을 좋아한다.

## 영양가 제로 식단

직업 특성상 나는 방문 진료 사이사이에 차 안에서 후다닥 식사를 해결했던 적이 너무 많다. 당직일 때마다 방문해야 할 환자 수가 점점 많아져서 시간을 절약한다는 목적이었다. 그래서 샌드위치를 사서 급하게 먹었다. 이것이 이때 저지른 큰 실수라는 걸 깨닫게 된 것은 몇 년이 지난 후였다. 우선, 식사의 질이 문제였다. 아마도 채소가 들어간 샌드위치는 그리 나쁘지 않다고 생각해왔을 것이다. 나도 그랬다. 하지만 현재의 나는 이 말을 긍정하면 거짓말이라고 생각한다. 재미 삼아 샌드위치 하나를 분해해서 속 재료를 모두 접시에 펼쳐 보라. 그러면 실제로는 어느 정도로 빵만 먹는 셈인지 알 수 있다. 녹색 채소는 한두 장 들어 있고, 토마토에 닭고기나 참치, 연어, 햄 같은 작은 단백질 조각이 곁들여져 있으며, 나머지는 다 빵이다. 이 빵 때문에 혈당이 급상승하고, 간에서는 단숨에 당을 저장해서 지방으로 바꾼다. 흰 밀가루를 기본 재료로 해서 만든 아주 단순한 바게트를 먹을 때 특히 그렇다. 흰 밀가루는 영양 측면에서는 아무런 이익이 없으면서 혈당을 급상승시킨다. 식빵이나 페이스트리의 경우는 혈당 상승 과정이 더 나빠서 혈당 지수가 훨씬 더 높다.

## 전도유망한 바게트, 바게트 트라디시옹

샌드위치를 먹어야만 하겠다면, 적어도 바게트 트라디시옹으로 만든 샌드위치를 선택하라. 바게트 트라디시옹은 프랑스에서 규제 대상이라서 매우 구체적인 지침을 지켜서 만들어야 한다. 가령 첨가물은 밀가루, 맥아 가루, 콩가루, 글루텐, 비활성 효모 등 최대 5개만 함유해야 한다. 반면 맛이나 질감, 색상, 보존 기간을 변경하는 물질은 절대 함유해서는 안 된다. 또한 제빵용 밀가루와 물, 소금 혼합물로만 만들어야 하고, 제빵용 효모나 이스트로만 발효해야 한다. 마지막으로, 즉석에서 구워야 하며, 절대로 냉동해서는 안 된다. 바게트 트라디시옹에 쓰이는 밀가루는 정제가 덜 된 덕분에 혈당 지수가 55 정도로, 혈당 지수 80에 육박하는 일반 바게트보다 낮다.

## 부득이하게 샌드위치를 먹었지만,<br>샌드위치 하나만으로는 부족한 현실

샌드위치 하나로 느끼는 포만감은 오래 가지 않아서 금세 식욕이 다시 돋는다. 그래서 가끔 샌드위치를 먹어야 하는 경우가 생기면 늘 따뜻한 수프를 먼저 먹는다. 수프는 섬유질과 비타민, 미네랄 공급량을 늘리는 데다 뜨거워서 천천히 먹을 수밖에 없다.

디저트로는 케이크류보다는 과일을 우선 섭취하라. 과일 디저트를 벌 받는 것으로 여기지 말고, 자신의 마이크로바이옴 속 균들에게 축복을 내리는 일이라고 생각하라. 가령 사과는 혀에 찰나의 즐거움을 주는 장점밖에 없는 빵보다 우리의 소화관에 훨씬 더 유익하다.

핵심은 자신의 삶에서 케이크를 영구 삭제해버리라는 것이 아니다. 다만 먹더라도 지나치게 해롭지 않게 다른 방식으로 먹으라는 것이다. 좋은 레스토랑에서 만찬을 즐기는 때처럼 특별한 상황에서만 먹는 것도 좋은 방법이다. 핵심은 끼니마다 너무 단 디저트로 마무리하는 식단을 표준으로 만들지 않는 것이다. 아무튼, 이것이 내 생활에서 채택하기로 한 철학이다.

## 단백질이 부족한 샌드위치

명심하라. 점심을 샌드위치로 때우면 분명 단백질 공급량이 부족하다. 단백질은 끼니마다 식단에서 차지하는 비중이 대략 1/4은 되어야 한다. 하지만 일반적으로 샌드위치 재료를 전부 합한 계산 결과는 이와는 거리가 멀다. 특히 경제위기와 에너지 위기 시기에는 원자재 가격이 상승하기 때문에 더욱 그렇다. 안타깝지만 참치나 닭고기, 연어, 햄이 이런 경우에 해당한다. 이 같은 비용 상승 압박으로 어떤 사람들은 음식 재료를 줄인다. 샌드위치의 경우, 이미 부족했던 단백질이 더 보잘것없는 양으로 줄어든다….

그럼 어떤 대안이 있을까?

앞서 들었던 모든 이유를 근거로 샌드위치를 표준적인 한 끼 식사가 될 만한 음식이 아니라 비상식량으로 추천한다. 따라서 점심시간이 넉넉지 않을 것 같으면 주저하지 말고 집을 나설 때 전날 넉넉하게 준비해서 먹고 남은 음식을 싸 오도록 하라. 덧붙여서 다른 밀폐용기에는 토마토 몇 개나 자른 당근 몇 조각을 넣어 온다. 샐러드나 생채소도 좋다. 전날 미리 익혀두기만 하면 파스타나 감자로 샐러드도 후다닥 만들어 나올 수 있다.

마지막으로, 샌드위치를 먹어야만 한다면 그런 경우라도 제대로 식사할 때처럼 테이블에 앉아서 천천히 먹도록 한다. 일어서서 급하게 먹거나 길을 가면서 먹지 말라. 우리 뇌는 위가 소화하도록 준비시켜야 한다. 강조하지만, 소화는 입속에서 아밀라아제라고 하는 효소를 생성하는 침에서부터 시작한다. 입에 침이 고이는 것이 바로 소화가 시작되었다는 신호이다. 침이 고이면서 소화가 시작되려면, 먹을 준비를 하게 만드는 시각적 자극이 필요하다.

그래서 온전히 몰입해서 먹는 것이 중요하다. 이것은 어디까지나 개인적인 행동이지만, 나는 밥 먹을 때마다 자연이 주는 선물과 식탁에 앉아 따뜻한 한 끼를 나눌 수 있음에 감사하려고 애쓴다. 조금 순진한 소리처럼 들릴 수도 있지만 이런 기회가 우리 모두에게 주어지는 것이 아니라는 사실을 사람들이 때때로 잊어버린다고 생각한다. 현재를 만끽하며 먹는 한 끼 밥은 그냥 먹어치우는 것이 아니라 음미해야 하는 일종의 축복 아니던가!

## 압박감 제로 다이어트 tip

샌드위치를 먹는다면, 흰색 바게트보다는
바게트 '트라디시옹'을 선택하라.

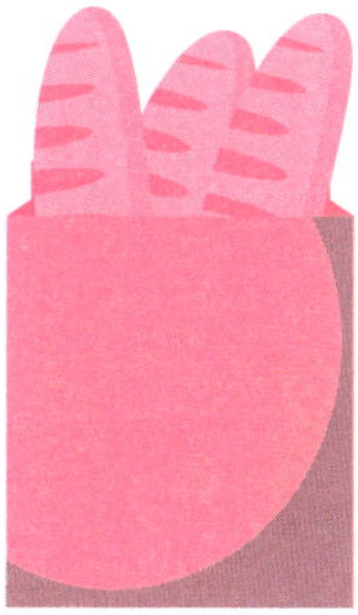

38

# 당신은 쓰레기통이 아니다!

## 가족이 한자리에 모여 함께하는 저녁 식사는 실현 불가능한 소원

부모라면 누구나 고개를 끄덕일 것이다. 직장에서의 일과가 끝나고 퇴근하면, 한두 시간 동안 시간과의 전쟁이 시작된다. 이 시간 동안 아이들 숙제 봐주기, 샤워시키기, 식사 준비하기, 그리고 운이 좋으면 아이들과 잠시 휴식하는 시간이 이어진다. 그러니 아이들과 같은 시간에 식탁에 앉아 저녁을 먹기란 거의 불가능에 가깝다. 대체로 아이들은 마치 좀비가 사람 살 조각을 먹으러 덤비듯 음식을 먹는 데 온통 정신을 빼앗긴다 — 아이들은 학교 식당에서 점심 급식을 거의 먹지 않는 경우가 많은데, 가끔 급식 메뉴를 보면 그럴 만하다고 이해가 간다. 여기다가 밥을 먹여주어야 하는 어린 자녀까지 있으면, 부모에게 식사는 절대 즐거움이 될 수 없다. 한부모가정이나 부모 중 한 명이 아이들이 잠든 다음 퇴근하는 경우는 말할 것도 없다….

## 잔반 처리기가 되지 말라

위와 같은 상황에 놓이면 나는 대체로 식탁에 앉지 않는다. 나중에 저녁을 먹어야지 생각하면서 부엌에 굴러다니는 음식으로 군것질을 한다. 아이들은 보통 주어진 밥을 다 먹지 않다 보니 대개 아이들이 먹다 남긴 음식을 마저 먹게 된다. 그런데 이러면 배가 차는 것이 아니라, 되레 식욕의 문이 열리고 만다.

그러나 아뿔싸! 식탁에 앉기도 전에 어느새 아무 득도 없이 200~400kcal를 먹어 치운 터라 이어서 저녁 식사를 하면 열량 계산기는 터져 버리고 만다.

## 잔반으로 한 끼 만들기

전과 달리 이제 나는 남은 밥을 먹어 치우지 않는다. 그러기보다는 보관할 수 있는 음식은 따로 모아서 다음날 먹을 비상식량을 준비한다. 이렇게 하면 음식도 낭비하지 않고 돈도 절약된다. 남은 음식으로 제대로 된 한 끼가 마련되지 않으면, 이 음식을 그냥 버리는 것이 아니라 제대로 준비한 식사에 더해서 먹는다. 그러면 이 음식도 저녁 식사에 포함되는 것으로 생각할 수 있다.

또한, 주저하지 말고 새로운 규칙을 세워서 식사 시간을 시간과의 싸움이 아니라 잔치 시간으로 만들라. 가령 모든 가족이 다 식탁에 앉고 모두에게 음식이 준비될 때까지 기다린 다음 다 함께 식사를 시작하자고 제안하자. 아이들이 인내할 수 있도록 상 차리기를 도와달라고 해서 아이들의 자립심을 키울 수도 있다. 두고 보면, 아이들만 이렇게 참여하는 것을 좋아하는 게 아니라, 얼마 지나지 않아 어른들도 온 가족이 함께하는 저녁 식사가 즐거워질 것이다.

### 압박감 제로 다이어트 tip

자녀나 배우자가 **먹다 남긴 음식을 먹어 치우지 말라.**
이것만으로도 하루 200~400kcal를 절약할 수 있다.

39

# 햄버거? 얼마든지 먹어도 좋다. 단, 홈메이드일 것!

## 균형 잡힌 한 끼 식사로 충분한 햄버거

햄버거는 절대 금지 식품이 아니다. 솔직히 말해서, 나는 햄버거를 정말 좋아한다. 햄버거 없이는 못 살 것만 같다! 영양 측면에서 햄버거는 아무 문제가 없다. 고기와 약간의 녹색 채소뿐만 아니라 간혹 양파도 들어가고, 소스는 아주 조금, 그리고 치즈와 빵으로 구성된다. 빵을 제외하면 나머지 재료는 열량 폭탄이 아니다. 반면 햄버거에 짠 감자튀김과 단 음료수, 달짝지근한 디저트를 곁들이면, 문제는 달라진다.

다시 한번 말하지만, 그렇더라도 맛있는 햄버거와 감자튀김을 간혹 먹는 것은 금지 대상이 아니다. 다만 연이어 일탈을 일삼지 않는 것이 중요하다. 단순히 한 차례 일탈을 범하거나 한번 잔칫

상을 즐긴다면 우리 인체는 금세 잊어버린다. 그러나 두 끼를 연이어 과식하면 포만감을 느끼는 수준이 달라져서 그 무서운 악순환이 시작된다.

햄버거 빵 대신 녹색 채소의 커다란 잎 두 장을 사용하는 건강 버전 햄버거도 있다. 이 햄버거를 보고 햄버거 마니아로서 처음에는 마음이 조금 아팠다. 그래도 시험 삼아 먹어보았는데 너무 맛있는 것이 아닌가! 햄버거의 풍미는 고기의 품질과 양념, 소스에서 온다. 빵은 기껏해야 위의 부피를 늘리는 일종의 코팅제일 뿐이다.

그런데 이와 똑같은 햄버거와 감자튀김을 패스트푸드점에서 먹으면, 우리 인체에 미치는 영향은 완전히 다르다.

## 패스트우울증

아직 입증이 필요한 실험이지만, 생쥐에게 패스트푸드식 먹이를 먹이면 우울증이 생긴다고 한다. 그런 다음, 이 생쥐의 마이크로바이옴을 채취해서 '건강한' 생쥐에게 이식하면, 건강했던 생쥐도 우울증에 걸린다. 실제로 연구자들은 생쥐를 두 그룹으로 나누었다. 한 그룹은 '나쁜 지방'이라고 불리는 전형적인 포화지방이 풍부한 식단을 먹였다. 다른 그룹은 올리브유나 연어에 많은 '좋은 지방'이라고 하는 전형적인 단일불포화 지방이 풍부한 식단을 먹였다. 그 결과, 단 12주 만에 '나쁜 지방'을 섭취한 생쥐들은 비만해졌다. 이는 논리적으로 타당한 결과로 보인다.

그런데 여기서 주목할 점은 이들이 불안 장애와 우울증 행동도 보였다는 점이다.[1] 이런 결과는 지방이 기분과 보상을 통제하는 뇌 부위인 측좌핵을 교란했기 때문이다. 이와 달리 포화지방이 적은 전형적인 지중해식 식이요법은 우울증을 방지하는 것으로 입증되었다.

이뿐만 아니라, 이들 생쥐에게서는 대사 장애도 나타나서, 인슐린 생성이 교란되고 혈당 조절이 잘 되지 않았다. 이들 대사 장애를 각각 과인슐린증과 포도당 불내성이라고 한다. 이 상태는 사실상 당뇨 전 단계이며, 그대로 두면 정식 당뇨로 진행된다.

이처럼 음식 섭취는 우리의 기분과 행동, 감정에 지대한 영향을 미친다. 결국, 우리는 늘 '내가 먹는 것이 곧 나'라는 같은 결론에 이른다.

## 빨라도 너무 빠른 패스트푸드 식당

'패스트푸드 식당'에서는 음식 제공 서비스도 빠르지만, 뒤따르는 열량 섭취와 체중 증가 역시 빨리 이루어진다! 패스트푸드점을 가끔 찾는 것은 괜찮다. 다만 즐기기 위해서 찾으면 안 된다.

여기서 즐거움의 개념을 다시 한번 짚어보는 것이 중요하다.

앞서 우리 뇌가 기름지고 달고 짠 음식의 함정에 빠지는 이유가 즐거움 때문이라고 설명한 바 있는데, 여기에는 광고로 접하는 과도하게 공격적인 마케팅도 어느 정도 책임이 있다. 광고에서는 알아보기 쉬운 '상표', 선명한 '타깃', 친환경 이미지로 세탁하는 약간의 '그린워싱' 과 '국내산' 이미지를 내세운다.

그런데 어린아이들이 먹을 디저트로 샌드위치 속 멋진 채소 한 장과 프랑스산 소고기, 네 조각으로 자른 사과를 보여주는 것만큼 파렴치한 일이 있을까. 패스트푸드 업체가 하는 말을 들어보면, 패스트푸드가 거의 비만의 해법인 양 떠든다. 하지만 우리는 그 반대라는 사실을 알고 있지 않은가. 패스트푸드는 비만의 해법이 아니라 원인이다! 패스트푸드에서 발견되는 초가공 공정은 가당 음료와 함께 실제로 미국에서 비만이라는 전염병의 창궐에 일조했다.[2] 현재 유럽도 소리 없이 같은 길을 가고 있다. 비만은 운동 부족이 원인인 경우도 많지만, 이는 부분적으로만 맞는 말이다. 좌식 생활은 비만의 가장 주요한 요인이 절대 아니다.[3] 비만의 첫째 원인은 나쁜 식습관, 특히 패스트푸드에서 기인한 잘못된 식습관에 있다.

## 압박감 제로 다이어트 tip

홈메이드 햄버거와 함께 샐러드를 먹으면
폐해가 줄지 즐거움은 줄지 않는다.

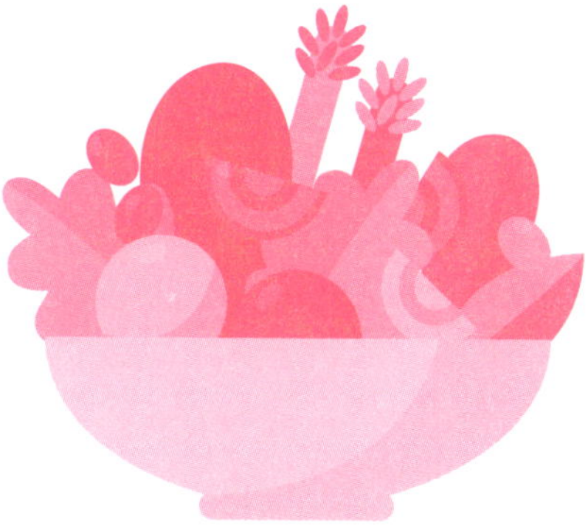

# 다이어트의 패러다임을 바꿔라!<br>단순 체중 감량이 아닌<br>건강한 삶의 방식으로의 변화

체중 감량은 그것 자체가 목적이 아니며, 어떤 경우에도 단순히 체중계 눈금이 줄어든 것과 동일시해서는 안 된다. 명심하라, 체중은 지극히 불완전한 수치에 불과하다는 사실을! 곰곰이 생각해보자. 근육운동을 하면 몸무게는 아주 적게 빠지거나 어쩌면 더 늘어나기도 한다. 겉보기에는 1g도 빠지지 않은 것 같아도 건강 상태는 좋아진다. 반대로, 사과만 먹는 원푸드 다이어트를 하면 3~4kg은 금방 빠지지만, 이때 빠진 것은 주로 근육과 수분이다. 수치만 보고 자신의 노력이 마침내 결실을 맺었다고 생각하며 잘못된 만족감에 젖는 것은 위험하다. 많은 연구 결과, 감량한 체중의 절반 이상이 2년 안에 원래대로 돌아가고, 5년 후에는 예전 체중의 80%까지 돌아오는 것으로 밝혀졌다. 과체중인 사람들 다섯 명 가운데 단 한 명만이 장기적으로 체중 감량에 성공한다.[1]

문제는 체중이 아니다. 생활방식의 변화를 통한 균형 잡힌 식습관 회복이 관건이다. 지금까지의 조언을 실천하고, 이것이 새로운 루틴이 되어야 한다는 원칙에서 출발하라. 원인이 같으면 결과도 같은 법이다. 옛 습관대로 다시 행동하면 빠졌던 살이 도로 찌는 것은 시간문제이다.

내일의 일은 알 수 없지만, 나는 딱히 다이어트를 한다는 느낌 없이도 성공적으로 안정적인 체중을 유지하게 되었다. 욕구불만은 군것질과 나쁜 습관, 폭식을 부른다. 따라서 합리적인 선에서 즐길 줄 알아야 한다. 주 1회 일탈은 괜찮아 보인다. 다만 여기서 말하는 일탈은 쿠키나 아이스크림을 가리키는 것이 아니다. 건강에는 다소 해롭지만 먹으면서 즐거움을 누릴 수 있는 음식을 밥상에 얹어 제대로 식사하며 즐기는 것을 말한다.

체중도 꾸준히 체크해야 한다. 이렇게 하면 감량한 체중을 유지하는 데 도움이 된다. 몸무게는 몇 주 혹은 몇 달, 몇 년에 걸쳐 다시 는다는 사실을 명심하라. 내 체중은 2kg 정도 늘기도 하고 줄기도 한다. 몸무게가 위험선에 가까워지는 것이 보이면, 몸가짐과 마음가짐을 다시 바로잡으려 노력한다. 솔직히 말해, 왜 살이 찌는지 우리는 모두 그 이유를 정확히 알고 있다. 중요한 것은 그런 상황에서 취할 '전략'을 지니는 것이다. 어떤 전략이 좋을지는 선택에 달렸다. 다만 전략은 꼭 있어야 한다.[2]

빠졌던 살이 다시 찌지 않게 막을 훌륭한 방법은 집밥을 해 먹거나 자기가 먹을 밥을 손수 준비하는 것이다.[3] 장을 보거나 요리할 때 계획을 세울수록 영양의 균형도 좋아진다. 또한 대형마트나 패스트푸드, 샌드위치의 유혹에 넘어가기보다는 직장에서 점심시간에 '집밥'을 싸 와서 먹는 것이 체중 관리에 훨씬 더 효과적이다.[4]

마지막으로, 다이어트를 시도할 때 커플이 함께 감량하는 것이 더 쉬운 것처럼, 여럿이 함께라면 시간이 지나도 안정적인 체중을 유지하기가 더 쉽다. 주저하지 말고 집단치료나 모임에 가입하거나 같은 목표를 향해 나아가는 친구들과 함께하면서 상부상조하라. 서로 격려하며 나아가는 과정에서 동기부여가 될 것이다.[5] 중도에 포기하지 않도록 도와줄 온라인 사이트나 계정을 활용하는 것도 좋다.

다시 한번 강조하지만, 먹는 행위는 단순히 위를 채우는 것이 아니다. 우리 몸을 이루는 장기 하나하나, 세포 하나하나에 양분을 공급해서 최대한 오랫동안 좋은 건강 상태를 유지하는 것이다. 체중 감량과 음식 섭취야말로 비할 데 없는 건강의 파트너라는 사실을 깨달으면 요요 현상이 일어나지 않도록 방지할 수 있다.[6] 만일 눈앞에 내가 아주 좋아하는 맛있는 토마토소스 파스타가 있으면, 나는 무조건 참는 대신 이 파스타를 즐겨야겠다고 생각하고, 분명 그렇게 한다! 단, 뱃속의 마이크로바이옴을 보존하기 위해 식이섬유 공급량을 반드시 늘려야 한다는 '전략'도 동시에 같이 짠다. 식습관의 균형을 회복하는 작업을 지속하려면 이처럼 방향성을 가지고 음식을 섭취하는 것이 중요하다.

마지막으로, 체중 감량에는 비법이 존재하지 않는다. 다만, 활동을 많이 할수록 도로 살이 찔 위험도 줄어든다. 반대로, 가만히만 있고 움직이지 않을수록 이런 위험은 커진다.[7] 또한 체중이 원래대로 돌아가게 만드는 주범인 스트레스와 우울감을 최대한 다스리는 것도 성공의 열쇠 중 하나이다.[8]

이제 더 이상은 체중 감량을 단순히 체중계의 숫자가 줄어드는 문제로 간주해서는 안 된다. 체중 감량은 더 건강한 생활방식을 확립하는 일이라는 것을 명심하자![9]

# 참고문헌


## 01. 필요한 것은 인내심

1. « How are habits formed : Modelling habit formation in the real world », P. Lally, H. Cornelia, M. van Jaarsveld, W. Henry, W. Potts, J. Wardle, *European Journal of Social Psychology*, 16 juillet 2009.

## 04. 새로운 루틴을 만들라

1. « Could habits hold the key to weight loss maintenance ? A narra-tive review », G. Cleo, E. Isenring, R. Thomas, P. Glasziou, *J. Hum. Nutr. Diet.*, octobre 2017 ; 30 (5) : 655-664.

## 05. 마시자, 물!

1. « Water-induced thermogenesis », M. Boschmann, J. Steiniger, U. Hille, J. Tank, F. Adams, A. M. Sharma, S. Klaus, F. C. Luft, J. Jordan, *J. Clin Endocrinol Metab*, décembre 2003 ; 88 (12) : 6015-6019.
2. « Immediate pre-meal water ingestion decreases voluntary food intake in lean young males », R. A. Corney, C. Sunderland, L. J. James, Eur. *J. Nutr.*, mars 2016 ; 55 (2) : 815-819.
3. « Effect of pre-meal water intake on the serum levels of Copeptin, gly- cemic control,

lipid profile and anthropometric indices in patients with type 2 diabetes mellitus : a randomized, controlled trial », G. Sedaghat, F. Montazerifar, M. A. Keykhaie, M. Karajibani, S. Shourestani, A. Dashi- pour, *J. Diabetes Metab. Disord*, juin 2021 ; 20 (1) : 171-177.

**4.** « Prevalence and trends of insulin resistance, impaired fasting glucose, and diabetes », G. N. Ioannou, C. L. Bryson, E. J. Boyko, *J. Diabetes Complications*, 2007 ; 21 (6) : 363-370. doi : 10.1016 / j.jdiacomp.2006. 07.005.

## 06. '이판사판?'

**1.** « Binge eating as a function of restraint and weight classification », S. John A., Fremouw, J. William, *J. Abnorm Psychol.*, juin 1979 ; 88 (3) : 262-267.

**2.** *UFC Que choisir ?*, octobre 2022.

## 07. 체중계의 압박에서 벗어나라

**1.** « Identifying success on the process level reduces negative effects of prior weight loss on subsequent weight loss during a low-calorie diet », M. Hennecke, A. M. Freund, *Health and Well-Being*, 2014, 6 (1), 48-66.

## 09. 하루에 사과 하나씩

**1.** *UFC Que choisir ?*, « Pesticides à risque, 50 % de fruits et légumes contaminés », 24 mars 2022.

**2.** *Stress, hypersensibilité, dépression... et si la solution venait de nos bacté- ries ?*, Pr. Gabriel Perlemuter, Flammarion, 2020.

**3.** « Apple peel and flesh contain pro-neurogenic compounds », M. Ichwan et al., *Stem. Cell. Reports*, volume 16, issue 3, 9 mars 2021.

**4.** « Two apples a day lower serum cholesterol and improve cardiome- tabolic biomarkers in mildly hypercholesterolemic adults : a randomized, controlled, crossover trial », A. Koutsos et al., *The American Journal of Nutrition*, février 2020.

## 10. 아침 식사는 필수가 아니다

1. « The causal role of breakfast in energy balance and health : a ran- domized controlled trial in lean adults », J. A. Betts, J. D. Richardson, E. A. Chowdhury, G. D. Holman, K. Tsintzas, D. Thompson, *Am. J. Clin. Nutr.*, 2014 ; 100 (2) : 539-547.
2. « The causal role of breakfast in energy balance and health. A ran- domized controlled trial in lean adults », *op. cit.*
3. « Energy and nutrient timing for weight control : does timing of ingestion matter ? », M. A. McCrory, A. C. Shaw, J. A. Lee, *Endocrinol Metab. Clin. North Am.*, 2016 ; 45 (3) : 689-718.

## 11. 허기만 느끼게 하는 음식, 패스트푸드

1. « Effects of dietary glycemic index on brain regions related to reward and craving in men », B. S. Lennerz, D. C. Alsop, L. M. Holsen et al., *Am. J. Clin. Nutr.*, 2013 ; 98 (3) : 641-647.

## 15. 건강보조식품

1. « Systematic review and meta-analysis of the efficacy and safety of chromium supplementation in diabetes », N. Suksomboon, N. Poolsup, A. Yuwanakorn, *J. Clin. Pharm. Ther.*, juin 2014.
2. « Chromium supplementation in patients with typent 2 diabetes and high risk of type 2 diabetes : a meta-analysis of randomized controlled trials », I. San Mauro-Martin, A. M. Ruiz-León, M. A. Camina-Martín, E. Garicano-Vilar, L. Collado-Yurrita, B. de Mateo-Silleras, M. De Paz Redondo Del Río, *Nutr. Hosp.*, 16 février 2016.
3. « Could nutrient supplements provide additional glycemic control in diabetes management ? A systematic review and meta-analysis of randomized controlled trials of as an add-on nutritional supplementation therapy », Y. Kim, Y. Kyoung Oh, J. Lee, E. Kim, *Arch. Pharm. Res.*, mars 2022.
4. « Effects of chromium picolinate on food intake and satiety », S. D. Anton, S. D. Morrison, W. T. Cefalu, C. K. Martin, S. Coulon, P. Geisel- man, H. Han, C. L. White, D. A. Williamson, *Diabetes Technol. Ther.*, octobre 2008.

## 16. 최고 강적, 당

1. CREDOC, Enquête CCAF 2019.
2. « Health impact and cost-effectiveness of achieving the national salt and sugar r eduction initiative voluntary sugar reduction targets in the United States : a microsimulation study », S. Shangguan, D. Mozaffarian, S. Sy, *Circulation*, 27 août 2021.

## 17. 초가공 식품과의 전쟁

1. 60 *millions de consommateurs*, hors-série mai-juin 2022.

## 18. 5G보다 더 빠른 섬유질

1. « Fiber intake and glycemic control in patients with type 2 diabetes mellitus : a systematic review with meta-analysis of randomized controlled trials », FM Silva et al., *Nutr. Rev.*, 2013 ; 71 (12) : 790-801.
2. « The effect of oat β-glucan on LDL-cholesterol, non-HDL-choles- terol and apoB for CVD risk reduction : a systematic review and meta- analysis of randomised-controlled trials », H. V. Ho et al., *Br. J. Nutr.*, 2016 ; 116 (8) : 1369-1382.
3. « Dietary fiber intake and risk of colorectal cancer and incident and recurrent adenoma in the prostate, lung, colorectal, and ovarian cancer screening trial », K. At et al., *Am. J. Clin. Nutr.*, 2015 ; 102 (4) : 881- 890.
4. « Intake and sources of dietary fiber, inflammation, and cardiovas- cular Disease in older US adults », R. Shivakoti, M. L. Biggs, L. Djoussé et al., *JAMA Netw Open*, 31 mars 2022.
5. « Dietary fiber and prebiotics and the gastrointestinal microbiota », H. D. Holscher, *Gut Microbes*, 2017 ; 8 (2) : 172-184.
6. « Flaxseed supplementation in metabolic syndrome management : a pilot randomized, open-labeled, controlled study », Z. Yari, M. Rahim- lou, H. Poustchi, A. Hekmatdoost, *Phytother. Res.*, 2016 ; 30 (8) : 1339- 1344.
7. « The effect of flaxseed supplementation on body weight and body composition : a systematic review and meta-analysis of 45 randomized placebo-controlled trials », M. Mohammadi-Sartang, Z. Mazloom, H. Raeisi-Dehkordi, R. Barati-Boldaji, N.

Bellissimo, J. O. Totosy de Zepetnek, *Obes. Rev.*, 2017 ; 18 (9) : 1096-1107.

**8.** « Effects of flaxseed supplements on blood pressure : a systematic review and metaanalysis of controlled clinical trial », S. Ursoniu, A. Sahebkar, F. Andrica et al., *Clin. Nutr.*, 2016 ; 35 : 615-625.

## 20. 끼니마다 프렌치드레싱을 곁들인 샐러드 먹기

**1.** « Effect of Nigella sativa supplementation on obesity indices : a systematic review and meta-analysis of randomized controlled trials », S. M. Mousavi, A. Sheikhi, H. Kord Varkaneh, M. Zarezadeh, J. Rahmani, A. Milajerdi, *Complement. Ther. Med.*, juin 2018 ; 38 : 48-57.

**2.** « Effect of Nigella sativa oil extract on cardiometabolic risk factors in type 2 diabetes : a randomized, double-blind, placebo-controlled clini- cal trial », S. Hadi, R. Daryabeygi-Khotbehsara, P. Mirmiran, J. McVicar, V. Hadi, D. Soleimani, G. Askari, *Phytother. Res.*, 2021.

**3.** « The effects of ginger intake on weight loss and metabolic profiles among overweight and obese subjects : a systematic review and meta- analysis of randomized controlled trials », N. Maharlouei, R. Tabrizi, K. B. Lankarani, A. Rezaianzadeh, M. Akbari, F. Kolahdooz, M. Rahimi, F. Keneshlou, Z. Asemi, *Crit. Rev. Food Sci. Nutr.*, 2019 ; 59.

**4.** « The effects of garlic supplementation on weight loss : a systematic review and meta-analysis of randomized controlled trials », M. Daroog- hegi Mofrad, J. Rahmani, H. Kord Varkaneh, A. Teymouri, S. M. Mou- savi, *Int. J. Vitam Nutr. Res.*, juin 2021 ; 91.

**5.** « Could capsaicinoids help to support weight management ? A sys- tematic review and meta-analysis of energy intake data », S. Whiting, E. J. Derbyshire, B. Tiwari, *Appetite, février* 2014 ; 73 : 183-188. Doi : 10.1016/j.appet.2013.11.005.

## 21. 쑥쑥 살을 빼려면 쿨쿨 잘 자야 하는 법

**1.** « Exposure to recurrent sleep restriction in the setting of high calo- ric intake and physical inactivity results in increased insulin resistance and reduced glucose tolerance », A. V. Nedeltcheva, L. Kessler, J. Impe- rial, P. D. Penev, *J. Clin. Endocrinol Metab.*, septembre 2009 ; 94 (9) : 3242-3250. doi : 10.1210/jc.2009-0483.

**2.** « Adiponectin induces insulin secretion in vitro and in vivo at a low glucose concentration », M. Okamoto, M. Ohara-Imaizumi, N. Kubota, S. Hashimoto, K. Eto, T.

Kanno, T. Kubota, M. Wakui, R. Nagai, M. Noda, S. Nagamatsu, T. Kadowaki, *Diabetologia*, mai 2008 ; 51 (5) : 827-835.

3. « Meta-analysis of short sleep duration and obesity in children and adults », F. P. Cappuccio, F. M. Taggart, N.-B. Kandala, A. Currie, E. Peile, S. Stranges, M. A. Miller, *Sleep*, 1er mai 2008 ; 31 (5) : 619- 626.

## 23. 마실 것이냐, 살을 뺄 것이냐, 선택은 하나

1. « Dose-dependent effects of alcohol on appetite and food intake », S. J. Caton, A. Ahern, M. M. Hetherington, *Physiology & Behavior*, volume 81, issue 1, mars 2004 ; 51-58.
2. « Alcohol's acute effect on food intake is mediated by inhibitory control impairments », P. Christiansen, A. Rose, L. Randall-Smith, C. A. Hardman, *Health Psychol*, mai 2016 ; 35 (5) : 518-522. doi : 10.1037/ hea0000320.
3. « Alcohol consumption and body weight : a systematic review », C. Sayon-Orea, M. A. Martinez-Gonzalez, M. Bes-Rastrollo, *Nutr. Rev.*, août 2011.
4. « Alcohol consumption and obesity : an update », G. Traversy, J.-P. Chaput, *Curr. Obes. Rep.*, 2015.

## 24. 체중 감량에는 운동이 답이 아니다

1. « Is regular exercise an effective strategy for weight loss mainte- nance ? », R. M. Foright, D.-M. Presby, V.-D. Sherk, D. Kahn, L. A. Checkley, E. D. Giles, A. Bergouignan, J. A. Higgins, M. R. Jackman, J. O. Hill, P. S. MacLean, *Physiol. Behav.*, mai 2018 ; 188 : 86-93.
2. « Appetite control and energy balance : impact of exercise », J. E. Blundell, C. Gibbons, P. Caudwell, G. Finlayson, M. Hopkins, *Obes. Rev.*, février 2015 ; 16, suppl. 1 : 67-76.
3. « Energy intake and appetite sensations responses to aquatic cycling in healthy women : the WatHealth study », L. Metz, L. Isacco, N. Fearn- bach, B. Pereira, D. Thivel, M. Duclos, *Nutrients*, 24 mars 2021 ; 13 (4) : 1051.
4. « Daily physical activity and type 2 diabetes : a review », H. Hama- saki, *World J. Diabetes* : 2016 ; 7 : 243-251.
5. « Low physical activity in patients with typent 2 diabetes : the role of obesity », C. Fagour, C. Gonzalez, S. Pezzino, S. Florenty, M. Rosette- Narece, H. Gin, V. Rigalleau, *Diabetes Metab.*, 2013 ; 39 : 85-87.

6. « Walking compared with vigorous physical activity and risk of type 2 diabetes in women : a prospective study », F. B. Hu, R. J. Sigal, J. W. Rich-Edwards, G. A. Colditz, C. G. Solomon, W. C. Willett, F. E. Spei- zer, J. E. Manson, *JAMA*, 20 octobre 1999.
7. « Daily physical activity and type 2 diabetes : a review », op. cit. « Physical activity in relation to cardiovascular disease and total morta- lity among men with type 2 diabetes », M. Tanasescu, M. F. Leitzmann, E. B. Rimm, F. B. Hu, *Circulation*, 2003 ; 107 : 2435-2439.
8. « The role of non-exercise activity thermogenesis in human obe- sity », C. von Loeffelholz, M. D. et A. Birkenfeld, *Endotext*, dernière mise à jour 9 avril 2018.
9. « Non-exercise activity thermogenesis – liberating the life-force », J. A. Levine, *J. Intern. Med.*, 2007 ; 262 : 273-287.

## 25. 간헐적 단식

1. « Le temps de l'alimentation en France », rapport de T. de Saint Pol, *Insee Première*, octobre 2012 ; 1417.
2. « Dietary underreporting by obese individuals ? Is it specific or non- specific ? », B. L. Heitmann, L. Lissner, *BMJ*, 14 octobre 1995 ; 311 (7011) : 986-989. doi : 10.1136/bmj.311.7011.986.
3. « Discrepancy between self-reported and actual caloric intake and exercise in obese subjects », S. W. Lichtman, K. Pisarska, E. R. Berman, M. Pestone, H. Dowling, E. Offenbacher, H. Weisel, S. Heshka, D. E. Matthews, S. B. Heymsfield, N. *Engl. J. Med.*, 31 décembre 1992 ; 327 (27) : 1893-1898. doi : 10.1056/NEJM199212313272701.
4. « Dietary restriction in rats and mice : a meta-analysis and review of the evidence for genotype-dependent effects on lifespan », W. R. Swin- dell, *Ageing Res. Rev.*, 2012 ; 11 : 254-270.
5. « Metabolic slowing and reduced oxidative damage with sustained caloric restriction support the rate of living and oxidative damage theories of aging », L. M. Redman, S. R. Smith, J. H. Burton, C. K. Martin, D. Il'yasova, E. Ravussin, *Cell. Metab.*, 2018 ; 27 (4) : 805.e4-815.e4.
6. « Caloric restriction and human longevity : what can we learn from the Okinawans ? », D. C. Willcox, B. J. Willcox, H. Todoriki, J.-D. Curb, M. Suzuki, *Biogerontology*, 2006 ; 7 : 173-177.
7. « Cancer metabolism : a therapeutic perspective », U. E. Martinez- Outschoorn, M. Peiris-

Pagés, R. G. Pestell, F. Sotgia, M. P. Lisanti, *Nat. Rev. Clin.* Oncol., 2017 ; 14 : 11-31.

**8.** « Calories, carbohydrates, and cancer therapy with radiation : exploiting the five R's through dietary manipulation », R. J. Klement, C. E. Champ, *Cancer Metastasis Rev.*, 2014 ; 33 : 217-229.

**9.** « When less may be more : calorie restriction and response to cancer therapy », C. H. O'Flanagan, L. A. Smith, S. B. McDonell, S. D. Hur- sting, *BMC Med.*, 2017 ; 15 : 106.

**10.** « Calorie restriction with or without time-restricted eating in weight lossdeying », L. Y. Huang, C. Huang et al., *N. Engl. J. Med.*, 21 avril 2022.

**11.** « Alternate-day fasting in nonobese subjects : effects on body weight, body composition, and energy metabolism », L. K. Heilbronn, S. R. Smith, C. K. Martin, S. D. Anton, E. Ravussin, *Am. J. Clin. Nutr.*, 2005 ; 81 : 69-73.

## 26. 팬트리를 비워라

**1.** « Seasoning ingredient variety, but not quality, is associated with greater intake of beans and rice among urban Costa Rican adults », M. K. Vadiveloo, H. Campos, J. Mattei, *Nutr. Res.*, août 2016 ; 36 (8) : 780- 788.

**2.** « The office candy dish : proximity's influence on estimated and actual consumption », B. Wansink, J. E. Painter, Y. K. Lee, *Int. J. Obes (Lond)*, mai 2006.

**3.** « Playing Tetris reduces the strength, frequency and vividness of naturally occurring cravings », J. Skorka-Brown, J. Andrade, J. May, *Appe- tite*, mai 2014 ; 76 : 161-5. doi : 10.1016/j.appet.2014.01.073.

## 27. 완벽한 한 끼

**1.** « I want to lose weight : which diet is best ? », G. Warrier, M. A. Incze, 6 juillet 2021, *JAMA Internal Medicine* (Patient Page).

**2.** « Whole grain intake in relation to body weight : from epidemiolo- gical evidence to clinical trials », R. Giacco, G. Della Pepa, D. Luongo et al., *Nutrition, Metabolism and Cardiovascular Diseases*, 2021 ; (12) : 901-908.

**3.** « Greater whole-grain intake is associated with lower risk of type 2 diabetes, cardiovascular disease, and weight gain », E. Q. Ye, S. A. Chacko, E. L. Chou et al., *Journal of Nutrition*, 2012 ; 142 (7) : 1304- 1313.

**4.** The British Dietetic Association, « Wholegrains Food Fact Sheet », 2013.

5. https://www.lanutrition.fr/le-meilleur-moyen-de-perdre-du-poids-se lon-le-pr-david-ludwig.

## 32. 꼭 지켜야 할 약속 두 가지, 점심과 저녁

1. « Twice as high diet-induced thermogenesis after breakfast vs dinner on high-calorie as well as low-calorie meals », J. Richter, K. M. Oltmanns, S. Janka, T. Baumann, A. Kistenmacher, K. M. Oltmanns, *J. Clin. Endo- crinol. Metab.*, 2020.
2. « Obesity in mice with adipocyte-specific deletion of clock compo- nent Arntl », G. K. Paschos, S. Ibrahim, W. L. Song, T. Kunieda, G. Grant, T. M. Reyes, C. A. Bradfield, C. H. Vaughan, M. Eiden, M. Masoodi et al., *Nat. Med.*, 2012 ; 18 : 1768-1777.
3. « Late isocaloric eating increases hunger, decreases energy expendi- ture, and modifies metabolic pathways in adults with overweight and obesity », N. Vujović, M. J. Piron, J. Qian et al., *Cell. Metabolism,* volume 34, issue 10, P1486-1498.E7, 4 octobre 2022.

## 33. 빠진 살 다시 찌지 않기

1. « Perspectives into the experience of successful, substantial long- term weight-loss maintenance : a systematic review », M. Spreckley, J. Sei- dell, J. Halberstadt, *Int. J. Qual. Stud. Health Well-being*, 2021.
2. « Effect of low-fat diet interventions versus other diet interventions on long-term weight change in adults : a systematic review and meta- analysis », D. K. Tobias, M. Chen, J. E. Manson, D. S. Ludwig, W. Wil- lett, F. B. Hu, *Lancet Diabetes Endocrinol.*, décembre 2015 ; 3 (12) : 968- 979.

## 34. 마이크로바이옴 파워

1. « Obesity alters gut microbial ecology », R. E. Ley, F. Bäckhed, P. Turn- baugh, C. A. Lozupone, R. D. Knight, J. I. Gordon, Proc. *Natl. Acad. Sci.*, 2005 ; 102 : 11070-11075.
2. « Alterations to the microbiota-colon-brain axis in high-fat-diet- induced obese mice compared to diet-resistant mice », P. Zhang, Y. Yu, Y. Qin et al., *J. Nutr. Biochem*, 2019 ; 65 : 54-65.
3. « Supplementation with Akkermansia muciniphila in overweight and obese human

volunteers : a proof-of-concept exploratory study », C. Depom- mier, A. Everard, C. Druart et al., *Nat. Med.*, 1er juillet 2019 ; 25 (7) : 1096- 1103.

4. « Effect of Lactobacillus on body weight and body fat in overweight subjects : a systematic review of randomized controlled clinical trials », L. Crovesy, M. Ostrowski, D. M. T. P. Ferreira, E. L. Rosado, M. Soares- Mota, *Int. J. Obes.* (Lond) 2017 ; 41 : 1607-1614.
5. « Prandial lactate infusion inhibits spontaneous feeding in rats », C. J. Silberbauer, D. M. Surin-Baumgartner, M. Arnold, W. Langhans, *Am. J. Physiol. Regul. Integr. Comp. Physiol.*, 2000.
6. « Commensal *Hafnia alvei* strain reduces food intake and fat mass in obese mice – a new potential probiotic for appetite and body weight management », R. Legrand, N. Lucas, M. Dominique, S. Azhar, C. Derois- sart, M.-A. Le Solliec et al., *Int. J. Obes.* (Lond), 2020 ; 44 (5) : 1041-1051.
7. « The probiotic strain *H. alvei* HA4597® improves weight loss in overweight subjects under moderate hypocaloric diet : a proof-of-concept, multicenter randomized, double-blind placebo-controlled study », P. Déche- lotte, J. Breton, C. Trotin-Picolo, B. Grube, C. Erlenbeck, G. Bothe, S. O. Fetissov, G. Lambert, *Nutrients*, juin 2021 ; 13 (6) : 1902.
8. « A core gut microbiome in obese and lean twins », P. J. Turnbaugh, M. Hamady, T. Yatsunenko, B. L. Cantarel, A. Duncan, R. E. Ley, M. L. Sogin, W. J. Jones, B. A. Roe, J.-P. Affourtit, M. Egholm, B. Henrissat, A. C. Heath, R. Knight, J. I. Gordon, *Nature*, 2009 ; 457 : 480-484.
9. « Richness of human gut microbiome correlates with metabolic markers », E. Le Chatelier, T. Nielsen, J. Qin et al., *Nature*, 29 août 2013 ; 500 (7464) : 541-546.
10. « Gut microbiome biomarkers and functional diversity within an amazonian semi-nomadic hunter-gatherer group », L. Costa Conteville, J. Oliveira-Ferreira, A. C. Paulo Vicente, *Front Microbiol*, 30 juillet 2019 ; 10 : 1743.
11. « Fibre for the future », E. C. Marten, Nature, 13 janvier 2016.
12. « Fruits and their impact on the gut microbiota, gut motility and constipation », Z. Katsirma, E. Dimidi, A. Rodriguez-Mateos, K. Whelan, *Food Funct.*, 4 octobre 2021 ; 12 (19) : 8850-8866. doi : 10.1039/ d1fo01125a.
13. « Blueberry proanthocyanidins and anthocyanins improve metabo- lic health through a gut microbiota-dependent mechanism in diet-indu- ced obese mice », A. Morissette, C. Kropp, J.-P. Songpadith et al., *Am. J. Physiol. Endocrinol. Metab.*, 1er juin 2020 ; 318 (6).
14. « Dietary flavonoid intake and weight maintenance : three prospec- tive cohorts of 124,086 US men and women followed for up to 24 years », M. L. Bertoia, E. B. Rimm, K. J. Mukamal, B. Frank, Hu, W. C. Willett, A. Cassidy, *BMJ*, 28 janvier 2016 ; 352 : i17. doi

: 10.1136/bmj.i17.

**15.** « Artificial sweeteners and risk of cardiovascular diseases : results from the prospective NutriNet-Santé cohort », C. Debras, E. Chazelas, L. Sellem, R. Porcher, N. Druesne-Pecollo et al., *PLOS Medicine*, 24 mars 2022.

**16.** « Personalized microbiome-driven effects of non-nutritive sweete- ners on human glucose tolerance », J. Suez, Y. Cohen, R. Valdés-Mas, *Cells*, 19 août 2022.

**17.** « Use of sulfasuxidine, streptothricin, and streptomycin in nutri- tional studies with the chick », A. Evenson et al., *J. Biol. Chem.*, octobre 1946 ; 165 (2) : 437-441.

**18.** « Dose-response association of early-life antibiotic exposure and subsequent overweight or obesity in children : a meta-analysis of prospec- tive studies », X. Meng, Y. Zhu, H. Di, M. Zhang, J. Feng, M. Xu, W. Xia, Q. Tian, Y. He, Y. Gan, Z. Lu, *Obes. Rev.*, 22 novembre 2021 (11) : e13321.

**19.** *Les Bactéries, des amies qui vous veulent du bien*, Pr Gabriel Perle- muter, Dr Anne-Marie Cassard, Solar, 2016.

**20.** « Fighting obesity with bacteria », A. W. Walker, J. Parkhill, *Science*, 2013 ; 341 : 1069-1070.

**21.** « Fecal microbiota transplantation induces remission in patients with active ulcerative colitis in a randomized controlled trial », P. Moay- yedi, M. G. Surette, P. T. Kim, J. Libertucci, M. Wolfe, C. Onischi, D. Armstrong, J. K. Marshall, Z. Kassam, W. Reinisch, C. H. Lee, *Gastroenterology*, juillet 2015 ; 149 (1) : 102-109.e6. doi : 10.1053/j. gastro. 2015.04.001.

## 36. 체중 증가와 치료

**1.** « Smoking and relative body weight : an international perspective from the WHO MONICA Project », A. Molarius, J. C. Seidell, K. Kuu- lasmaa, A. J. Dobson, S. Sans, *J. Epidemiol. Comm. Health*, 1997 ; 51 : 252-260.

**2.** « Efficacy and safety of the weight-loss drug rimonabant : a meta- analysis of randomised trials », R. Christensen, P. Kruse Kristensen, E. M. Bartels, H. Bliddal, A. Astrup, The Lancet, 17 novembre 2007 ; 370 (9600) : 1706-1713.

**3.** Larsen et al., 2020 ; Arnold, 2021.

## 39. 햄버거? 얼마든지 먹어도 좋다. 단, 홈메이드일 것!


1. « Nucleus accumbens inflammation mediates anxiodepressive beha- vior and compulsive sucrose seeking elicited by saturated dietary fat », L. Décarie-Spain, S. Sharma, C. Hryhorczuk, V. Issa-Garcia, P. A. Barker, N. Arbour, T. Alquier, S. Fulton, *Mol. Metab.*, avril 2018.
2. « The origins of the obesity epidemic in the USA. Lessons for today », N. J. Temple, *Nutrients*, 12 octobre 2022 ; 14 (20).
3. « Issues and misconceptions about obesity », J. P. Flatt, *The Obesity Society*, 6 septembre 2012.


## 마치는 글


1. « Long-term weight-loss maintenance : a meta-analysis of US studies », J. W. Anderson, E. C. Konz, R. C. Frederich, C. L. Wood, *Am. J. Clin. Nutr.*, novembre 2001.
2. « An experientially derived model of flexible and intentional actions for weight loss maintenance after severe obesity », E. Natvik, M. Råheim, J. Andersen, C. Moltu, *Frontiers in Psychology*, 2019.
3. « "It's not a diet, it's a lifestyle" : a longitudinal, data-prompted interview study of weight loss maintenance », D. Kwasnicka, S. Dom- browski, M. White, F. Sniehotta, *Psychology & Health*, 2019.
4. « Qualitative analysis of the role of self-weighing as a strategy of weight control for weight-loss maintainers in comparison with a normal, stable weight group », I. Carrard, M. Kruseman, *Appetite*, 2019.
5. « Facilitators and barriers to weight loss and weight loss mainte- nance : a qualitative exploration », C. Metzga, A. Preston, D. Miller, S. Nickols-Richardson, *Journal of Human Nutrition and Dietetics*, 2015.
6. « Successful weight loss maintenance and a shift in identity : From restriction to a new liberated self », E. Epiphaniou, J. Ogden, *Journal of Health Psychology*, 2010.
7. « Long-term weight maintenance strategies are experienced as a burden by persons who have lost weight compared to persons with a life- time normal, stable weight », M. Kruseman, N. Schmutz, I. Carrard, *Obesity Facts*, 2017.
8. « The complexity of self-regulating food intake in weight loss mainte- nance. A qualitative study among short – and long-term weight loss main- tainers », S. Pedersen, F. Sniehotta, K. Sainsbury, E. Evans, M. Marques, R. Stubbs, B. Heitmann, L.

Lähteenmäki, *Social Science & Medicine*, 2018.

**9.** « Perspectives into the experience of successful, substantial long- term weight-loss maintenance : a systematic review », M. Spreckley, J. Sei- dell, J. Halberstadt, *Int. J. Qual. Stud. Health Well-Being*, 2021.

# 제로 스트레스 다이어트


**초판 1쇄** 2024년 6월 27일
**지은이** 지미 모하메드(Dr. Jimmy Mohamed)
**옮긴이** 김수진
**발행인** 유성권
**편집장** 이재선
**기획** 유지인
**마케팅** 김호철, 최성규, 김진형, 정명한, 김모란,
노예련, 한태수, 김지현, 김채환, 임예설, 박수경
**판형** 152mm × 224mm
**발행처** 범문에듀케이션
서울시 양천구 목동서로 211 범문빌딩 (우) 07995
**전화** 02) 2654-5131 / **팩스** 02) 2652-1500
**웹사이트** www.medicalplus.co.kr
**등록** 2011년 1월 3일 제 2011-000001호

**ISBN** 979-11-5943-449-5 (03510)



※ 잘못되거나 파손된 책은 구입처에서 교환해드립니다.
※ 책값은 뒤표지에 있습니다.
※ 이 책은 저작권법에 의해 보호를 받는 저작물이므로 무단 전재와 복제를 금합니다.